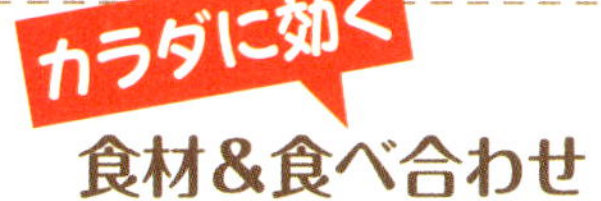
カラダに効く
食材&食べ合わせ

JN134275

もくじ

第二章 卵・乳製品

第三章 穀物・豆類・種実類

第四章 肉類

第五章 魚介類

第六章　果物

第七章　嗜好品・その他

本書の使い方

カラダに効く！食べあわせ

おすすめの食べあわせ食材とその効果、効く症状、その食材を使ったおすすめメニューを掲載しています。もちろん、別々のおかずにしても構いません。ただし、体の状況や体質によって効果には差があります。また、必ずしもその効果を得られるということではありません。

美味しくいただく栄養のコツ

栄養価がアップする調理のコツや食べあわせ方などを紹介しています。

選び方

新鮮でよりよい素材の選び方を紹介しています。

栄養と効能

主な栄養と効能を紹介しています。

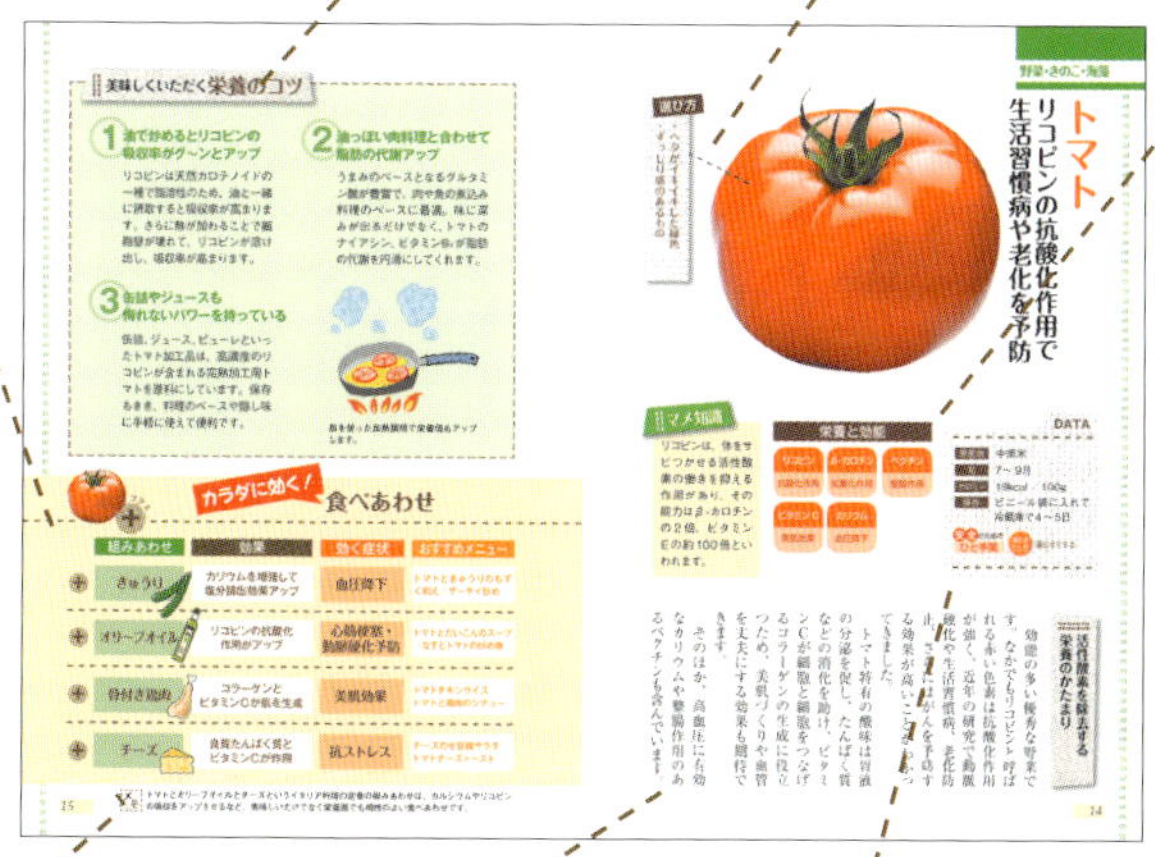

メモ

その食材を生かす食べ方、ムダにしない使いみち、選び方など、食材にまつわる雑学を盛り込んでいます。

解説

その食材の栄養と健康にかかわる解説に加えて、産地や流通、品種、歴史などについても解説しています。

DATA

原産地：その食材が生まれた土地を掲載しています。
生息域：魚介類の場合は、代表的な生息域を掲載しています。
種類：大別して、その食材の種類を紹介しています。
旬：その食材がもっとも美味しく、栄養価が優れている時期を示しています。
カロリー：食材のエネルギーを表記しています。数値は文部科学省食品成分データベース「日本食品標準成分表 2010」を参考にしています。
保存：その食材の適切な保存法を掲載しています。
安全のためのひと手間：農薬や有害物質などの解毒方法、食中毒を防ぐ方法などを記載しています。

栄養の摂り方テクニック

彩りのいい食卓は、栄養も豊富

ご家庭で食事をする場合は、緑、黄緑、赤、白、黒など食欲をそそる彩りある野菜をそろえると見た目だけでなく多様な栄養素が摂取でき、結果的にバランスの取れた食事となります。野菜や果物に含まれる色素や香りなどの成分はファイトケミカルと呼ばれ抗酸化作用があり有効な働きがあると注目されています。

効果的な組みあわせで食べる

栄養素は、1つだけ摂っておけばよいということは決してありません。複数の成分が互いに影響しあい、連動して、健康な体を維持する働きをします。例えば、丈夫な骨をつくるために必要な栄養素といえば、一般的には「カルシウム」という答えが返ってくるでしょう。実際には、カルシウムの他に、ビタミンDやK、マグネシウム、たんぱく質などさまざまな栄養素が必要となり、それらが互いに補い合って、丈夫な骨を作ります。また、貧血対策といえば、鉄が必要という認識を誰もが持っていますが、鉄だけでなく、葉酸やビタミン B_6・Cやたんぱく質が重要な働きをするということは意外に知られていません。効果的に食材を組みあわせることで、毎日の食事がぐっとパワフルな働きをしてくれるのです。大豆とひじきの炊き合わせやレバニラ炒めなど、定番メニューに一品加えれば、優れた食べあわせが簡単にできます。

例えば、

骨粗しょう症予防対策

ひじきと大豆の炊き合わせにしいたけも入れて、
こまつ菜のお浸しを添えると効果的

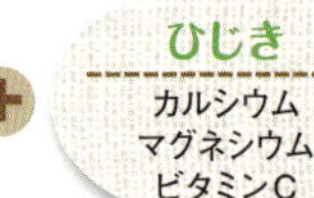

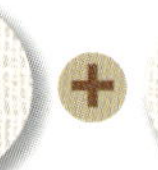

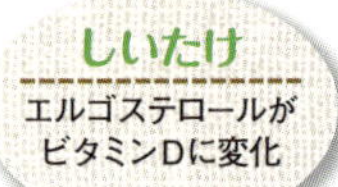

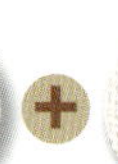

こまつ菜
カルシウム
ビタミンK・C

貧血予防対策

牛肉とほうれんそうの炒め物を食べるなら、
トマトサラダもプラスするとさらに効果的

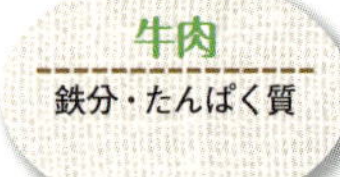

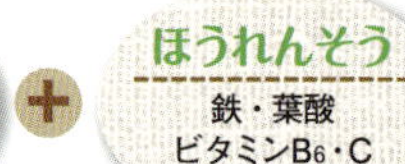

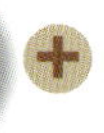

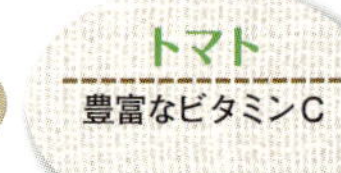

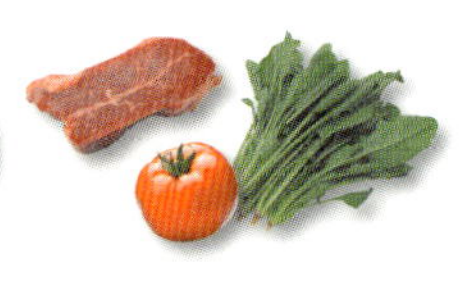

有毒物質の減らし方

私たちが口にする食品には有害物質を含むものが少なくありません。たとえば、野菜であれば農薬やダイオキシンが付着しているおそれがありますし、肉や魚の脂肪には有害物質が溜まっていることもあります。さらに着色剤や防腐剤、食品添加物、放射性物質、PM2.5 などもあります。

言うまでもなく、それらは私たちの体に悪影響をおよぼします。しかし、ちょっとした下ごしらえでこうした有害物質は軽減できます。調理のひと手間が安心、安全な食生活につながりますので、ぜひ本書を参考にして取り入れてみてください。

野菜

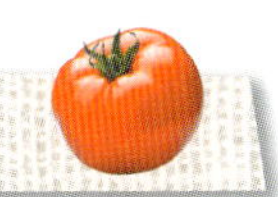

大根やジャガイモなど、泥がついている食品は流水を注いでたわしなどで泥をこすり落としましょう。さらに皮をむけば、さらに安心です。キャベツやレタスなど、葉物は一番上の葉を取り除いてしまうといいでしょう。果肉や葉にしみこんだ有害物質はゆでこぼしや熱湯を注いだり、塩、醤油、味噌、酢などに浸して有害物質を染み出させる方法もあります。

果物

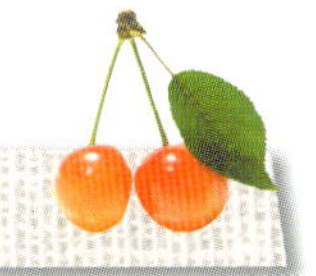

グレープフルーツなどはスポンジで皮を洗いましょう。イチゴなどはヘタを取らずに流水で丁寧に洗うといいでしょう。

牛・豚・鶏肉

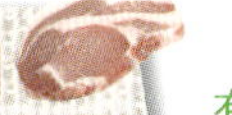

脂肪を取り除き、焼く、煮るなど、熱を加えれば大方の有害物質は軽減できます。

魚

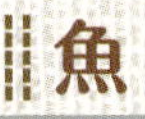

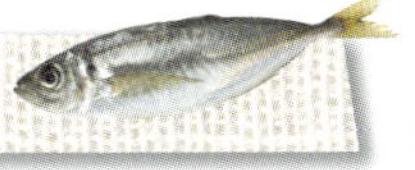

水洗いをして頭と内臓を取り除けばいいでしょう。さらに、焼いたり煮たりすれば安心していただけます。放射性物質が気になる方は、骨も残した方がベターです。

食品添加物

加工食品などには、使用している添加物がパッケージの目立つところに表示してあります。それをしっかりとチェックしてください。

ちょっとした疲れ、寝不足、肌の荒れ、肩こりなどは、日ごろ摂取する栄養バランスの偏りが原因という場合も少なくありません。
次の表を参考に自分の症状を見つけ出し、不足がちな栄養素を含む食品を食べあわせに加えて、体質の改善を図ってみましょう。

➡ 次ページに載っている「食品に含まれる栄養素一覧」と照らしあわせて食材を選んでみましょう。

	冷え性	イライラ	肩こり	頭痛	貧血	骨粗しょう症	スタミナアップ
	●				●		
							●
		●				●	
						●	
	●				●	●	
						●	
						●	
		●		●			●
				●			●
		●	●	●	●		
		●		●	●		
		●			●		
						●	
	●		●				
		●		●			●

◎栄養素は、他の多くの成分とチームワークを組んで働くので、バランスのよい食生活をベースにこれらの栄養が不足しないように心がけましょう。

こんな体の不調には、こんな栄養素

栄養素不足からくる体の不調一覧

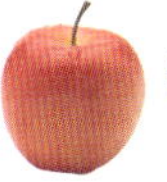
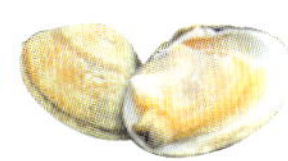
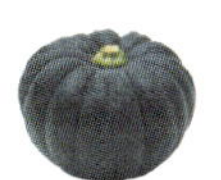

	肌がかさつく	目がかすむ	歯周病	髪がぱさつく	物忘れ
DHA					●
EPA					●
たんぱく質全般	●			●	
コラーゲン	●	●	●		
タウリン		●			
カルシウム			●		
マグネシウム					
鉄					
銅					
亜鉛	●			●	
セレン	●			●	
ヨウ素	●			●	
ビタミンA	●	●	●	●	●
ビタミンB_1					
ビタミンB_2					
ビタミンB_6	●	●		●	
ビタミンB_{12}		●			
ビタミンC	●		●	●	
ビタミンD			●		
ビタミンE	●		●		●
ナイアシン					

下記の食品はあくまでも一例です。P.14 ～ P.125 でも、どの食品にどんな栄養素が含まれるか確認してみましょう。

	さけ	いわし			
	牛乳・乳製品	大豆・大豆加工品	あじ	さんま	いわし
	牛筋	鶏手羽	鶏皮	砂肝	さけ皮
	ほたて	ぶり（血合い）			
	さけの中骨缶	干しえび	大豆・大豆加工品	ひじき	こまつ菜
	アーモンド	かき	かつお	青のり	
	あさり	ほうれんそう	こまつ菜	納豆	
	そら豆	ごま	アーモンド		
	いわし	さんま	豚レバー	牛肉肩	
	わかめ				
	あなご	レバー類	こまつ菜※	にら※	かぼちゃ※
	うなぎ	ぶり	たらこ	玄米	
	卵	いわし	かれい	ぶり	さば
	さんま	さけ	さんま	かつお	まぐろ
	いわし	かき	にしん	たい	
	キャベツ	キウイフルーツ	いちご	柑橘類	
	かれい	かつお	いわし	きのこ類	
	種実類	いわし	アボカド	小麦胚芽	納豆
	かつお	まぐろ	かじき	さわら	たらこ

不足しがちな栄養素を含む食品一覧

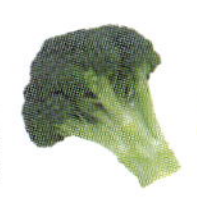
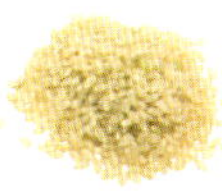
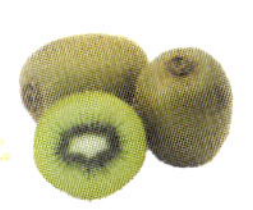

栄養素				
DHA	まぐろ	ぶり	さば	
EPA	いわし	さんま	さば	
たんぱく質全般	牛肉	鶏肉	卵	
コラーゲン	かれい	ひらめ	あんこう	
タウリン	いか	たこ	かき	
カルシウム	牛乳・乳製品	チーズ	小魚類	
マグネシウム	ほうれんそう	大豆	納豆	
鉄	レバー類	かつお	かき	
銅	牛レバー	さんま	かき	
亜鉛	ほたて	かき	うなぎ	
セレン	いわし	にしん	玄米	
ヨウ素	いわし	さば	こんぶ	
ビタミンA	うなぎ	卵	銀だら	
ビタミンB_1	豚肉	ハム	かつお	
ビタミンB_2	レバー類	うなぎ	牛乳	
ビタミンB_6	牛レバー	豚もも	鶏むね肉	
ビタミンB_{12}	レバー類	さんま	あさり	
ビタミンC	ピーマン	ブロッコリー	じゃがいも	
ビタミンD	さば	さけ	さんま	
ビタミンE	うなぎ	たらこ	すじこ	
ナイアシン	豚レバー	さば	あじ	

※β - カロチンは必要に応じて体内でレチノールに変換され、ビタミンAとして働きます。

トマト

リコピンの抗酸化作用で生活習慣病や老化を予防

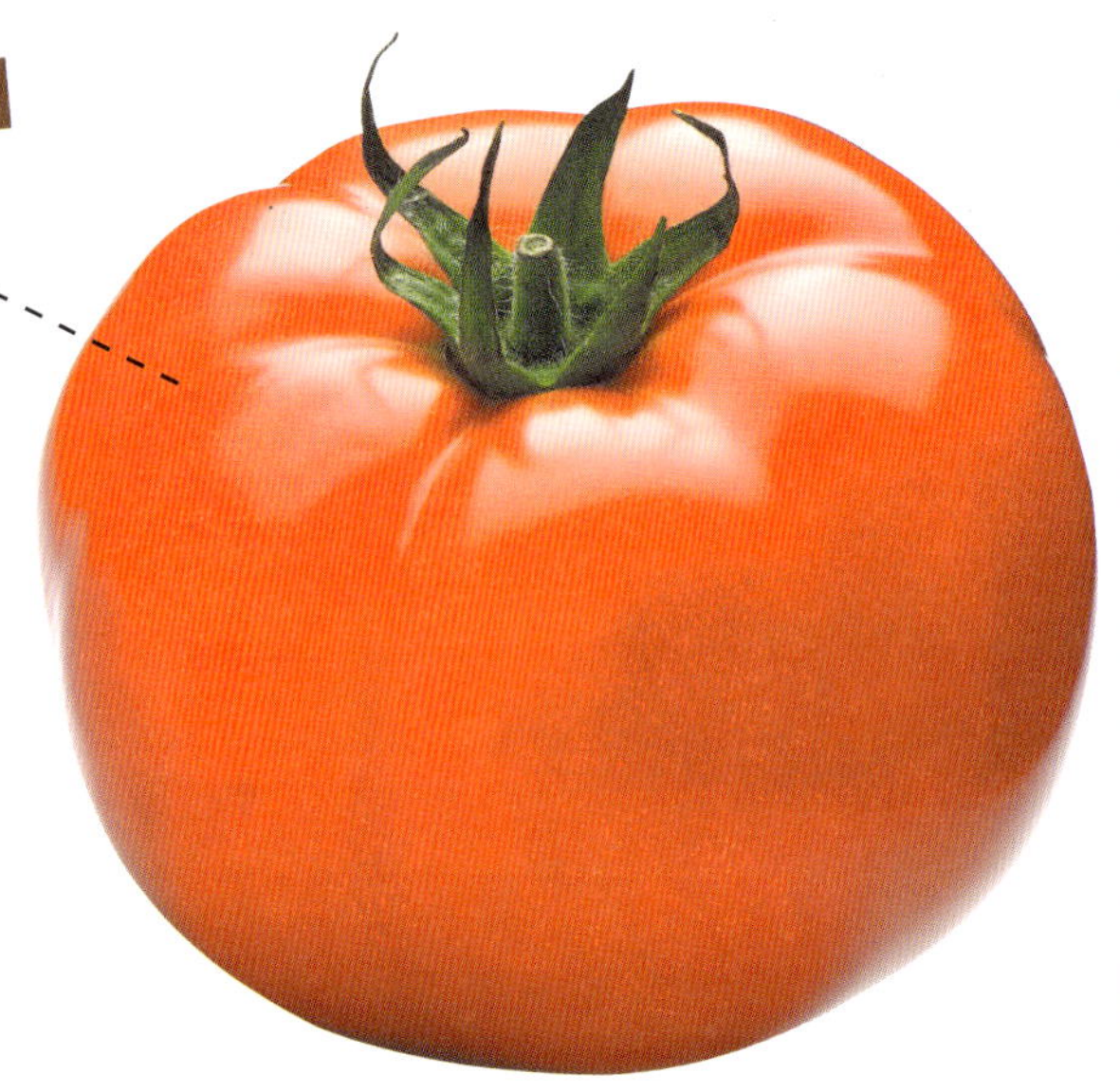

選び方

・ヘタがイキイキした緑色
・ずっしり感のあるもの

マメ知識

リコピンは、体をサビつかせる活性酸素の働きを抑える作用があり、その能力はβ-カロチンの2倍、ビタミンEの約100倍といわれます。

栄養と効能

リコピン	β-カロチン	ペクチン
抗酸化作用	抗酸化作用	整腸作用

ビタミンC	カリウム
美肌効果	血圧降下

DATA

原産地	中南米
旬	7〜9月
カロリー	19kcal／100g
保存	ビニール袋に入れて冷蔵庫で4〜5日

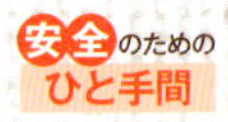

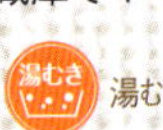

湯むきをする

活性酸素を除去する栄養のかたまり

効能の多い優秀な野菜です。なかでもリコピンと呼ばれる赤い色素は抗酸化作用が強く、近年の研究で動脈硬化や生活習慣病、老化防止、さらにはがんを予防する効果が高いことがわかってきました。

トマト特有の酸味は胃液の分泌を促し、たんぱく質などの消化を助け、ビタミンCが細胞と細胞をつなげるコラーゲンの生成に役立つため、美肌づくりや血管を丈夫にする効果も期待できます。

そのほか、高血圧に有効なカリウムや整腸作用のあるペクチンも含んでいます。

美味しくいただく栄養のコツ

1 油で炒めるとリコピンの吸収率がグ～ンとアップ

リコピンは天然カロテノイドの一種で脂溶性のため、油と一緒に摂取すると吸収率が高まります。さらに熱が加わることで細胞壁が壊れて、リコピンが溶け出し、吸収率が高まります。

2 油っぽい肉料理と合わせて脂肪の代謝アップ

うまみのベースとなるグルタミン酸が豊富で、肉や魚の煮込み料理のベースに最適。味に深みが出るだけでなく、トマトのナイアシン、ビタミンB_6が脂肪の代謝を円滑にしてくれます。

3 缶詰やジュースも侮れないパワーを持っている

缶詰、ジュース、ピューレといったトマト加工品は、高濃度のリコピンが含まれる完熟加工用トマトを原料にしています。保存もきき、料理のベースや隠し味に手軽に使えて便利です。

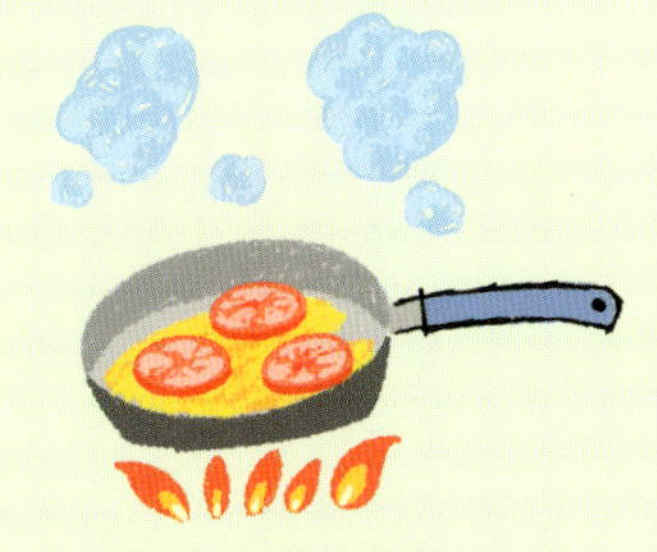

脂を使った加熱調理で栄養価もアップします。

カラダに効く！ ＋（プラス）食べあわせ

組みあわせ	効果	効く症状	おすすめメニュー
＋ きゅうり	カリウムを増強して塩分排出効果アップ	血圧降下	トマトときゅうりのもずく和え／ザーサイ炒め
＋ オリーブオイル	リコピンの抗酸化作用がアップ	心筋梗塞・動脈硬化予防	トマトとだいこんのスープ／なすとトマトの炒め物
＋ 骨付き鶏肉	コラーゲンとビタミンCが肌を生成	美肌効果	トマトチキンライス トマトと鶏肉のシチュー
＋ チーズ	良質たんぱく質とビタミンCが作用	抗ストレス	チーズのせ豆腐サラダ トマトチーズトースト

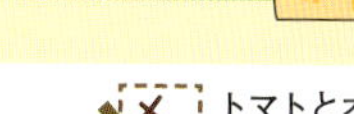

メモ トマトとオリーブオイルとチーズというイタリア料理の定番の組みあわせは、カルシウムやリコピンの吸収をアップさせるなど、美味しいだけでなく栄養面でも相性のよい食べあわせです。

ピーマン
ビタミン豊富な夏野菜の代表

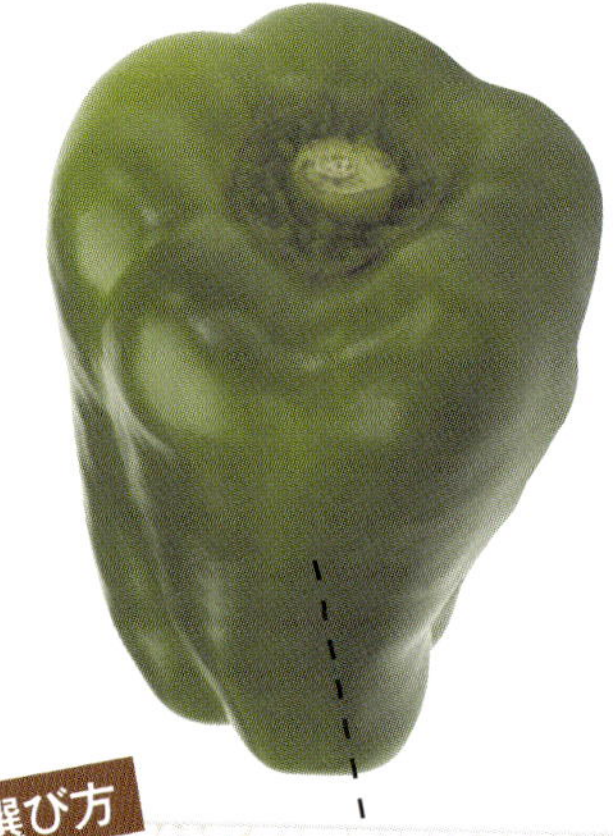

栄養と効能

ビタミンC	β-カロチン	クロロフィル
シミ・ソバカス抑制	目の健康	抗がん作用

DATA

- **原産地** 南米
- **旬** 7〜9月
- **カロリー** 22kcal／100g
- **保存** ビニール袋に入れて冷蔵庫へ

安全のためのひと手間

こすり洗いで表皮を洗う

ゆでる　熱湯で30秒

選び方

・表面にツヤとハリがある
・鮮やかな緑で、変色していない

夏に摂りたい栄養がたっぷり

ビタミン豊富な、夏が旬の野菜です。栄養価が高く、β-カロチン、ビタミンC、カリウムなどがたっぷり含まれています。

夏バテや紫外線によるダメージで傷んだお肌の回復が期待できるだけでなく、免疫力を高めて体を丈夫にします。緑ピーマンの色素はクロロフィルで抗酸化力があり、豚肉やほかの緑黄色野菜とあわせるとさらに効果的です。

独特なにおいは、ピラジンという成分によるもので、血栓を溶かし、血液の凝固を防ぐ作用があると、近年、注目されています。

美味しくいただく栄養のコツ

約3個で1日分のビタミンC摂取

日焼けした肌を回復させるビタミンCが豊富。高温の油でさっと炒めて、調理すれば、ビタミンCの損失も少なく、栄養を効率的に摂取できます。

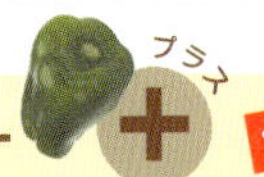

＋（プラス）カラダに効く！食べあわせ

組みあわせ	効果	効く症状	おすすめメニュー
＋豚肉	各種ビタミンにB_1の疲労回復効果をプラス	疲労回復	豚肉とピーマンのオイスターソース炒め
＋オリーブオイル	β-カロチンの吸収率アップ	免疫力アップ	焼きピーマンとパプリカのオリーブオイルマリネ

メモ 煮込み料理や炒め物に最適。少量の塩でさっとゆでてから使うと彩りがよくなり、見た目に美しく美味しさもアップします。

なす
皮の紫色ナスニンが血管をきれいに

栄養と効能

ナスニン	ナスニン	カリウム
血管をきれいに	抗酸化作用	高血圧予防

DATA

原産地	インド
旬	6～9月
カロリー	22kcal／100g
保存	ラップに包み、冷蔵庫へ

安全のためのひと手間　水あらい　こすり洗いで表皮を洗う

選び方

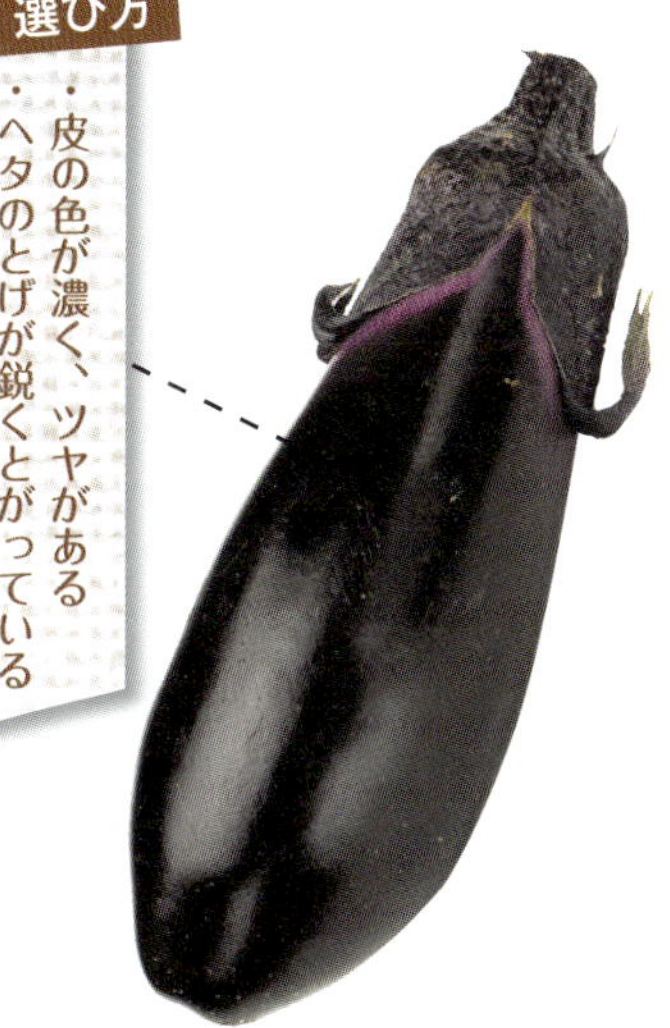

・皮の色が濃く、ツヤがある
・ヘタのとげが鋭くとがっている

抗酸化作用の高いナスニンに注目

ほとんどが水分で、わずかにビタミンとミネラルが含まれる程度で、長年ほとんど栄養がない野菜とされてきましたが、皮の紫色の色素に強い抗酸化作用があることがわかり、注目を浴びています。この成分は、ナスニンというアントシアニン系の色素で、増えすぎると体をサビつかせる活性酸素の働きを抑え、がん予防のほか、血管をきれいにする効果があります。ただし、白や緑のなすにはナスニンは含まれません。

カリウムも豊富に含まれ、利尿作用によるむくみ解消も期待できます。

美味しくいただく栄養のコツ

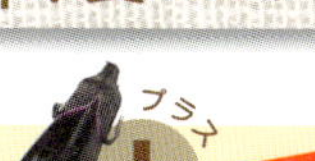

なすは皮ごと食べる

なすは、紫色の皮にもっとも体によい成分が含まれています。皮はむかずに、皮ごと食べるのが理想的です。

＋（プラス）カラダに効く！食べあわせ

組みあわせ	効果	効く症状	おすすめメニュー
＋にんじん	活性酸素を除去する作用をプラス	老化防止	なすとにんじんと鶏肉の炒め物
＋オリーブオイル	なすが油をよく吸収	コレステロール抑制	なすとツナ缶のパスタ、なすとじゃこのソテー

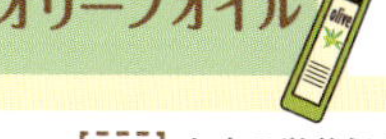

メモ　なすの栄養価を高めるには、ぬか漬けがおすすめです。ぬか床には、ビタミンB群やカルシウム、β-カロチンが含まれ、ぬかに漬けることで栄養素がなすに吸収され、ビタミンB_1は約２倍になります。

ブロッコリー

β-カロチンやビタミン類が豊富な健康野菜

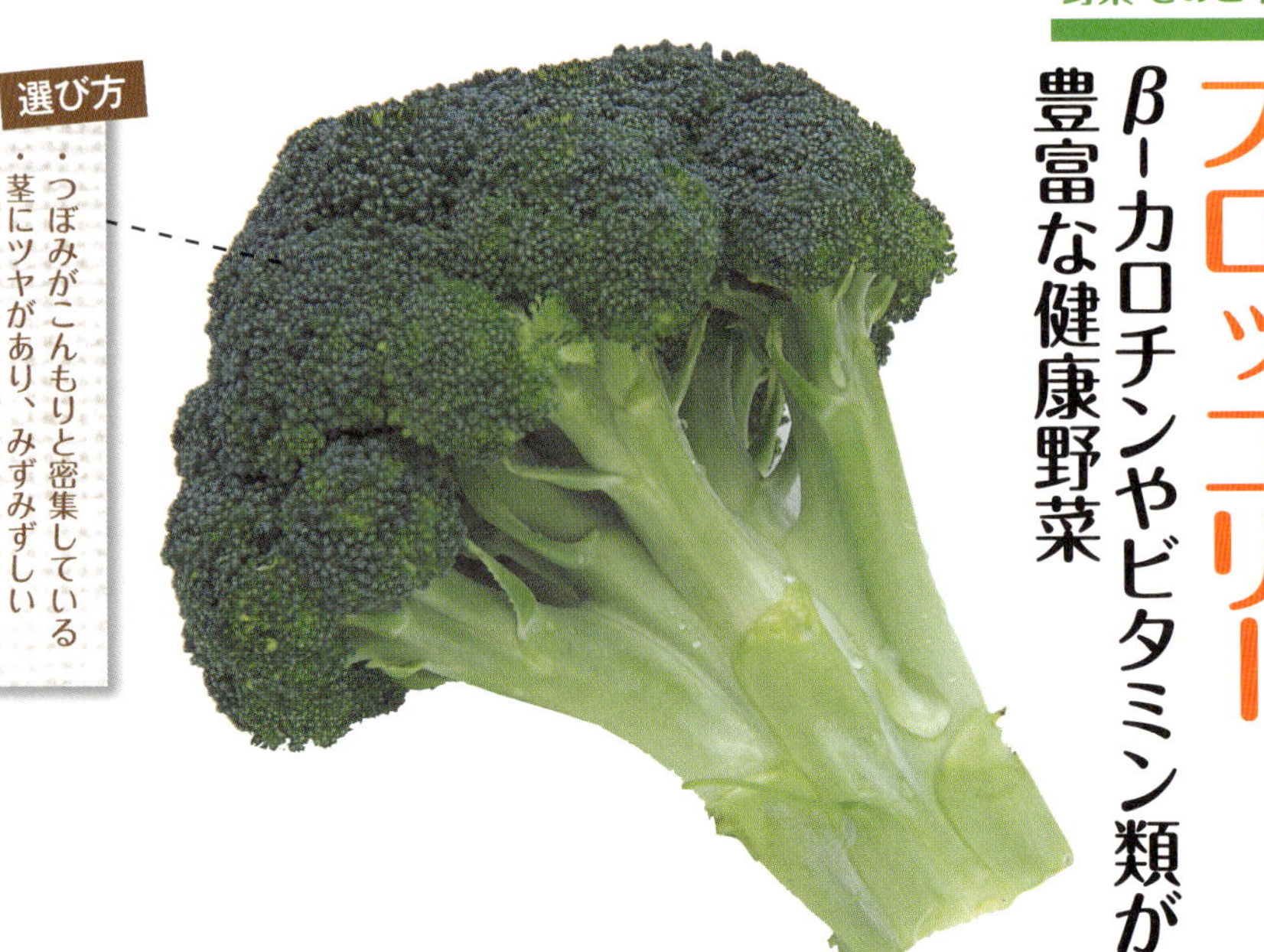

選び方
・つぼみがこんもりと密集している
・茎にツヤがあり、みずみずしい

マメ知識

葉酸は、ビタミンB群の一種で胎児の発育に大切な栄養素です。細胞の生成に重要な役割があり、妊婦中や妊娠を希望している方には重要です。

栄養と効能

β-カロチン	ビタミンC	ビタミンE
抗酸化作用	シミ予防	血行改善

ルテイン	スルフォラファン	クロム
抗酸化作用	がん予防	糖尿病予防

DATA

原産地	地中海沿岸
旬	11～2月
カロリー	33kcal／100g
保存	ビニール袋に入れて冷蔵庫で2～3日

安全のためのひと手間

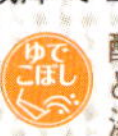

酢小さじ1と塩ひとつまみ入れたお湯で

日常的に食卓に載せたい野菜

抗酸化作用に優れた緑黄色野菜の代表選手で、β-カロチン、ビタミンC・E、ルテインなどが豊富です。がん防御成分のインドール、解毒作用や抗酸化作用の強いスルフォラファンも多く、今、注目のビタミン葉酸も含まれています。

さらに、血糖値を正常に保つ働きを持つクロム、血圧を下げるカリウム、造血作用のある鉄、骨をつくるカルシウムとカルシウムの吸収力を上げるビタミンKなどを含みます。

虚弱体質を改善し、健康的な体づくりに役立つ野菜です。

美味しくいただく栄養のコツ

1 ビタミンCが減るので加熱しすぎに注意

ビタミンCの損傷を防ぐために、ゆで時間はさっと短くしましょう。シチューなどの煮込み料理の場合は、あらかじめゆでたものを最後に加えると、色も美しく栄養も摂れます。

2 つぼみより茎の部分にビタミンCが豊富

ブロッコリーは、茎にも豊富な栄養が含まれるので、捨てずにいただきましょう。ゆでて和え物に、あるいは煮物に、さらに炒め物や浅漬けにしても美味しくいただけます。

3 栄養効果が高まる組みあわせ

豊富なビタミンCを最大限に生かすには、たんぱく質とあわせて抗ストレスに、ビタミンEとあわせてがん予防に、カルシウムとあわせて骨粗しょう症予防に効果が期待できます。

つぼみも茎も余すことなくいただきましょう。

カラダに効く！食べあわせ

＋プラス

組みあわせ	効果	効く症状	おすすめメニュー
＋ ごま	ビタミンEやセサミンを増強	がん予防	ブロッコリーのごま和え／ごまドレッシングかけ
＋ アボカド	良質な油分やビタミンEをプラス	アンチエイジング	ブロッコリーとアボカドとわかめのサラダ
＋ えび	タウリンのパワーをプラス	動脈硬化予防	えびとブロッコリーのガーリックソテー
＋ じゃがいも 	ビタミンCをさらに増強	美肌効果	ブロッコリーとじゃがいもの温野菜サラダ

メモ　蒸しゆでなら、栄養価も上手に残せます。鍋にブロッコリー1／5が隠れるくらいのお湯を沸かし、ブロッコリー、塩を入れ、蓋をして中火で3～4分でOKです。

カリフラワー

加熱にも強いビタミンCが特徴

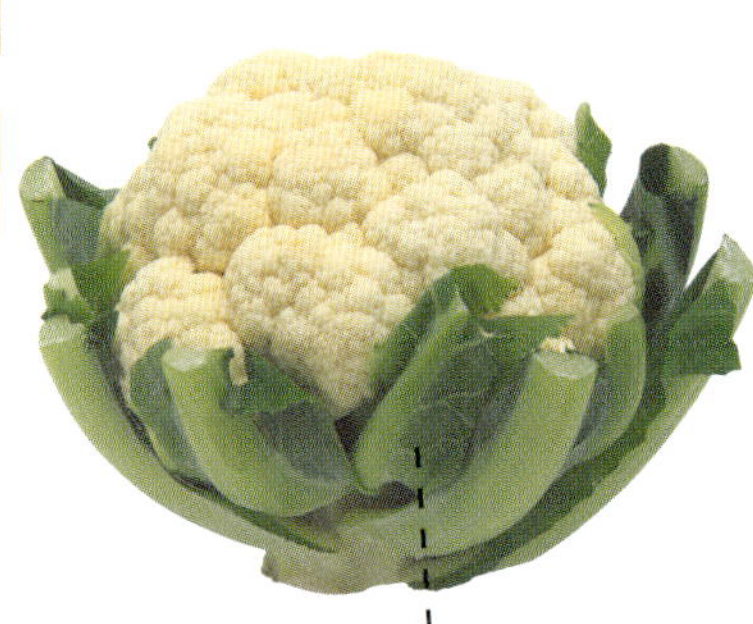

栄養と効能

ビタミンC	ビタミンC	イソチオシアナート
美肌効果	疲労回復	免疫力アップ

DATA

原産地	地中海東部沿岸
旬	11～3月
カロリー	27kcal／100g
保存	固めにゆで、冷凍庫で保存。生ならラップに包み、冷蔵庫へ

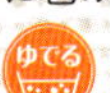

安全のためのひと手間　熱湯で30秒

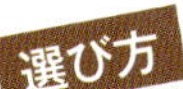

選び方

・白いつぼみが固く締まっている
・こんもりとして重みがある

ビタミン類が多く含まれ特にビタミンCが豊富

食用するのはつぼみ部分で、オレンジや紫色の品種もあります。

100gで成人が一日に必要な分をほぼ摂取できるといわれるほどに、ビタミンCが豊富に含まれ、加熱しても損失が少ないという優れもの野菜です。ビタミンCはウイルスに対する抵抗力をつけ、かぜなどの感染症予防に役立つだけでなく、細胞をつなぐコラーゲンの生成を促すので、美肌にも効果が期待されます。

食物繊維はキャベツやはくさいよりも多く含まれ、腸の老廃物を掃除し、便秘によいといわれています。

美味しくいただく栄養のコツ

ビタミンCを上手に摂取

一般的にビタミンCは熱に弱いものですが、カリフラワーの場合は、熱に強いので煮込み料理や炒め物などと、使い勝手がいいのが特徴です。

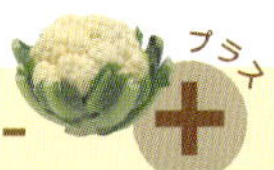

＋（プラス）カラダに効く！食べあわせ

組みあわせ	効果	効く症状	おすすめメニュー
＋牛乳	良質たんぱく質とビタミンCで細胞を生成	美肌効果	カリフラワーとほうれんそうのグラタン
＋豚肉	たんぱく質とビタミンB_1をプラス	疲労回復	カリフラワーと豚肉のカレー炒め

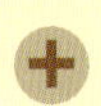

メモ　ゆでる際に、水に溶いた小麦粉を少量、湯に入れると沸点が上がり、ゆで時間が短くなるだけでなく、小麦粉がカリフラワーの表面を覆い、うまみを逃がしません。

かぼちゃ

かぜ予防に優れたビタミンがたっぷり

栄養と効能

β-カロテン	ビタミンC	ビタミンE
抗酸化作用	かぜ予防	冷え症予防

DATA

原産地	中央アメリカ（日本かぼちゃ） 南アメリカ（西洋かぼちゃ）
旬	国産：6～8月 輸入：11～3月
カロリー	49kcal／100g（日本） 91kcal／100g（西洋）
保存	冷暗所で保存、カットしたものは種を取り、ラップをして冷蔵

選び方

・固く重みがあり、皮にハリがある
・完熟しているものは、ヘタが枯れ、まわりがくぼんでいる

β-カロテンやビタミンEが豊富

一般的に日本かぼちゃと西洋かぼちゃ、ペポかぼちゃ（ズッキーニや観賞用）の3種が出回っています。西洋かぼちゃは、栄養面で日本かぼちゃを凌ぎ、一番人気です。

かぼちゃのオレンジ色の色素は、β-カロテンで、皮膚や粘膜を強くし、肌を守り、美容効果やかぜ予防によいといわれています。また、がん予防に効果が期待されるβ-カロテン、ビタミンC・Eがそろって含まれており、栄養価は、野菜の中でもトップクラス。たんぱく質と食べあわせると、免疫力アップに効果的です。

皮やワタも捨てずに調理

かぼちゃの皮は実以上に栄養価が高いので、皮ごと調理して食べましょう。種とまわりのワタにも果肉よりも多いβ-カロテンが含まれます。

＋（プラス） カラダに効く！ 食べあわせ

	組みあわせ	効果	効く症状	おすすめメニュー
＋	鶏肉	各種ビタミンにたんぱく質をプラス	かぜ予防	かぼちゃの鶏そぼろあんかけ、鶏肉入りほうとう鍋
＋	こまつ菜	ビタミンA・C・Eをさらに強化	抗酸化作用がアップ	かぼちゃとこまつ菜のオリーブオイル炒め

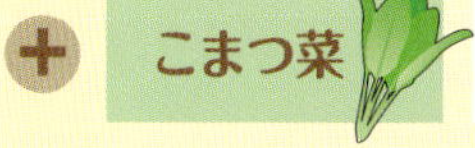

メモ　かぼちゃは、煮て味をつける調理法が一般的ですが、さつまいものようにふかしただけでも十分に美味しく、調味料を使わないヘルシーな一品になります。

きゅうり ほてった体を冷やす

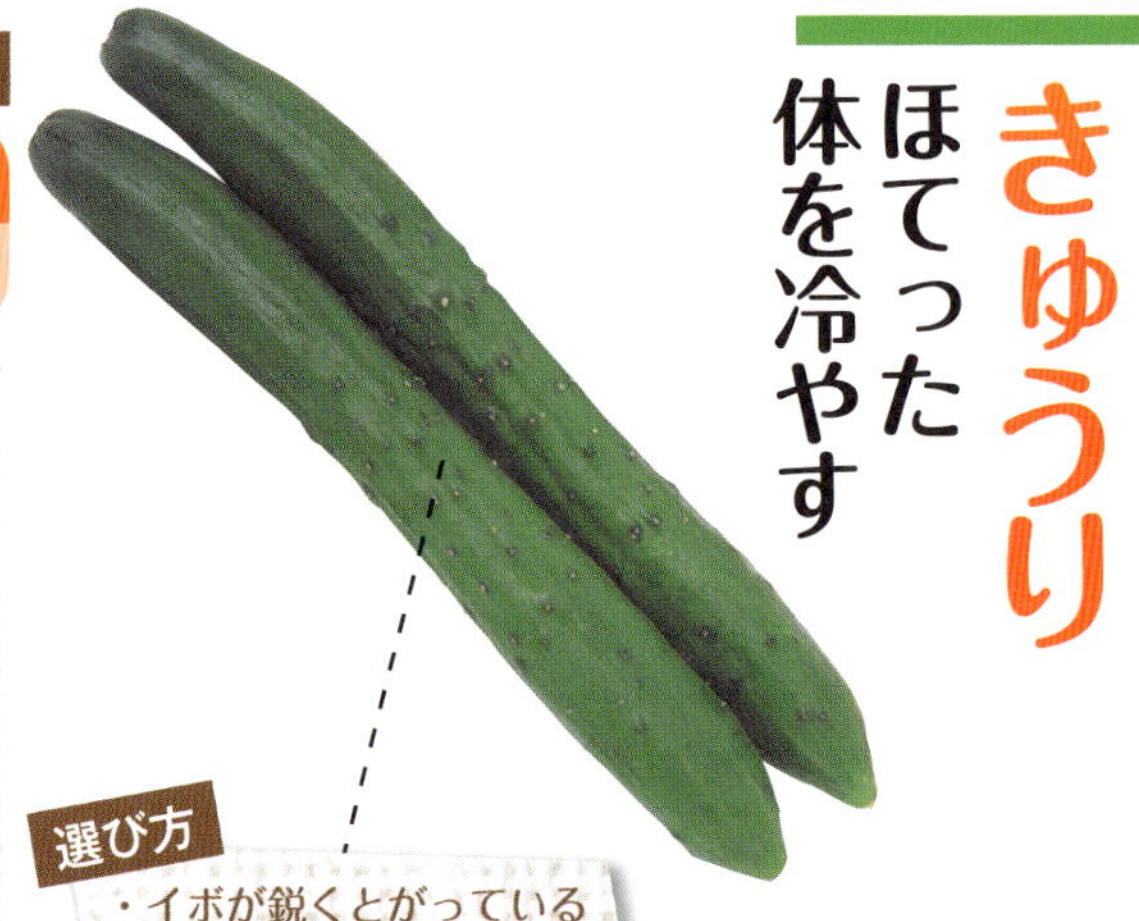

栄養と効能

カリウム	カリウム	ビタミンC
利尿作用	二日酔い解消	美白効果

DATA

原産地	ヒマラヤ山麓
旬	6～9月
カロリー	14kcal／100g
保存	新聞紙に包み、ビニール袋に入れて冷蔵庫へ

安全のためのひと手間

水あらい　こすり洗い

板ずり　塩をまぶして、まな板の上で転がす

選び方

・イボが鋭くとがっている（ない品種もある）

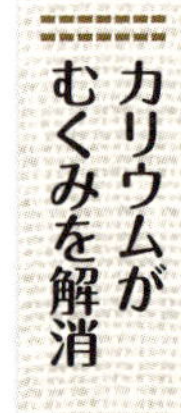

カリウムがむくみを解消

体の余分な熱を取るところから、夏の食卓に欠かせない野菜です。また、成分のほとんどは水分ですが、ビタミンのほかにナトリウムを排出するカリウムも含まれ、むくみの原因となる水分を体外に出す利尿効果もあります。

つい水分を摂りすぎてだるくなりがちな夏場には、みずみずしい冷やしたきゅうりで口を潤すのもよし、ぬか漬けにすれば、夏バテ予防に欠かせないビタミンB_1がグーンとアップ。夏かぜや暑気あたりにもよいので、体調が優れない時にはおすすめの野菜です。

美味しくいただく栄養のコツ

ビタミンCを壊すアスコルビナーゼ

アスコルビナーゼという酵素はビタミンCを壊す働きがあるので、ほかの野菜と和えるときは、レモン汁や酢をかけて作用を抑えるか、加熱するとよいでしょう。

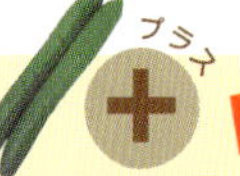

プラス カラダに効く！食べあわせ

組みあわせ	効果	効く症状	おすすめメニュー
＋ わかめ	ナトリウムを排出するアルギン酸をプラス	むくみ	きゅうりとわかめとしょうがの中華スープ
＋ なす	体を冷やす効果をプラス	暑気あたり	きゅうりとなすのみょうが和え

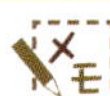

メモ　サラダなど、生で食べるイメージの強いきゅうりですが、加熱しても美味しくいただけます。スープの具として洋風に煮たり、ごま油で中華風に炒めたりと、アイディア次第で料理の幅が広がります。

ゴーヤ
独特の苦味が夏バテ解消に◎

選び方
・緑色が鮮やか
・イボにツヤがある

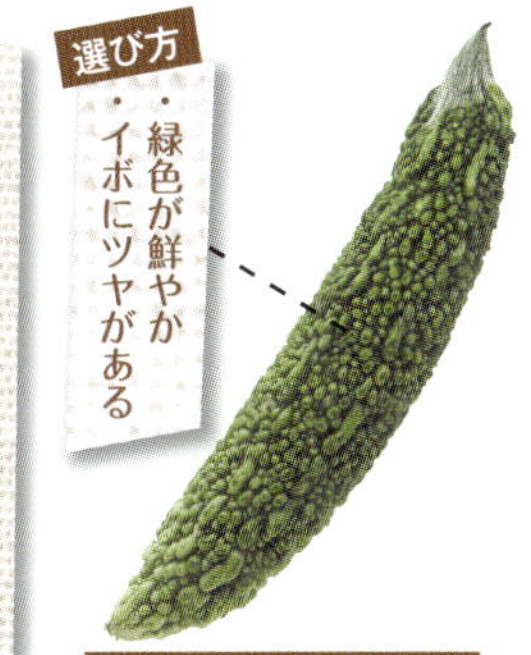

豚肉や卵と相性のよい沖縄料理の名脇役

独特の苦味は、モモルデシンという成分で、胃液の分泌を促進し、食欲を増進させるだけでなく、血糖値を改善する効果も期待できます。

また、カリウムやカルシウム、マグネシウム、そして、加熱しても壊れにくいビタミンCも含まれますので、炒め物にも向いています。

栄養と効能

モモルデシン	ビタミンC
食欲増進	シミ・ソバカス予防

DATA

カロリー
17kcal／100g

保存
ワタと種を取り、ビニール袋に入れて冷蔵

安全のためのひと手間
農薬を使用していないため虫がいることも

＋（プラス）カラダに効く！食べあわせ

組みあわせ	効果	効く症状	おすすめメニュー
＋豚肉	たんぱく質とビタミンB_1をプラス	夏バテ予防	ゴーヤと豚肉の卵とじ、ゴーヤのひき肉詰め

ズッキーニ
ほのかに甘く低カロリー

選び方
・皮が柔らかい
・光沢があり色が濃い

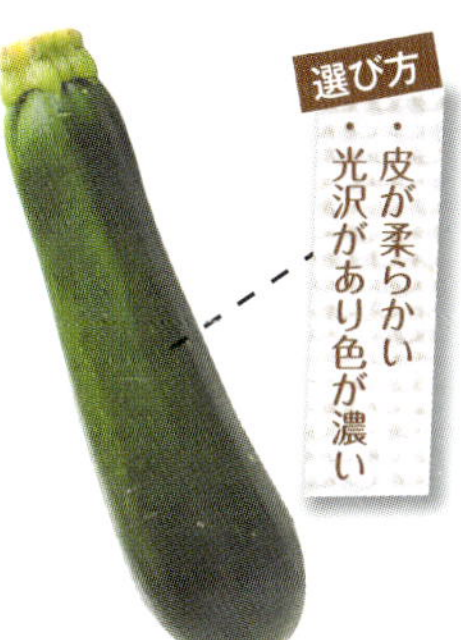

イタリア料理には欠かせない野菜

見た目はきゅうりに似ていますが、かぼちゃの仲間です。生食には向かず、煮込みやフライ料理などに使われます。β-カロチンとビタミンCが豊富で低カロリーなので、美容食として重宝します。オリーブオイルとの相性がよく、炒めれば、β-カロチンの吸収率がアップします。

栄養と効能

β-カロチン	ビタミンC
かぜ予防	美肌効果

DATA

カロリー
14kcal／100g

保存
ビニール袋に入れて冷蔵庫へ

安全のためのひと手間
スポンジでよく洗う

＋（プラス）カラダに効く！食べあわせ

組みあわせ	効果	効く症状	おすすめメニュー
＋オリーブオイル	β-カロチンの吸収率がアップ	生活習慣病予防	ズッキーニとなすのオリーブオイルソテー

とうもろこし

豊富な食物繊維が老化防止に期待

選び方
・粒が揃っている
・皮つきのほうが栄養価が落ちにくい

栄養と効能

セルロース	ビタミンE
便秘予防	肩こり

DATA
カロリー
92kcal／100g
保存
ゆでて冷蔵
安全のためのひと手間
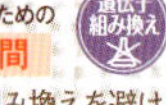
遺伝子組み換えを避ける

でんぷん質が豊富な世界各国の主食

腸内の有害物質を吸着して体外に排出する不水溶性の食物繊維セルロースをふんだんに含み、脂肪の吸収も抑えてくれます。腸内をきれいにする作用もあり、便秘解消も期待できます。また、黄色い色はゼアキチンサンという成分で、血管を若く保つ作用があるといわれています。

カラダに効く！ ＋プラス 食べあわせ

組みあわせ	効果	効く症状	おすすめメニュー
牛乳	不足ぎみのアミノ酸をプラス	整腸作用	コーンポタージュ、コーン入りクラムチャウダー

アンティチョーク

食感が魅力的

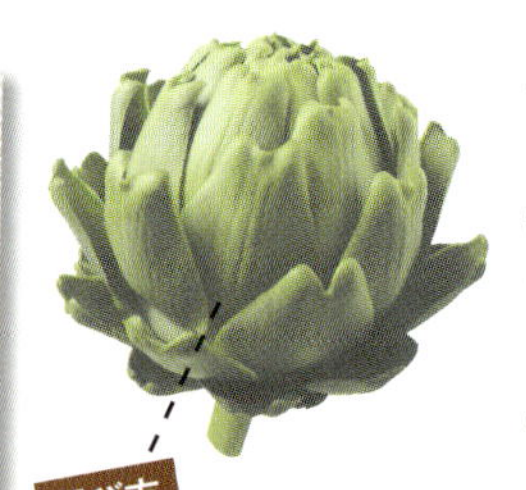

選び方
・ガクがふっくらしている
・緑が鮮やか

栄養と効能

シナリン
肝機能強化

DATA
カロリー
48kcal／100g
保存
ビニール袋に入れて冷蔵庫へ
安全のためのひと手間
1時間ほど塩水に漬けてからゆでる

柔らかいガクと花托を食用に

ヨーロッパではポピュラーな野菜。チョウセンアザミのつぼみでホクホクとした食感が魅力です。ほとんどが輸入物ですが、わずかに神奈川産などが出回っています。

葉や茎には、シナリンという血中脂肪を減らし、肝臓の健康を保つ働きがある成分が含まれています。

カラダに効く！ ＋プラス 食べあわせ

組みあわせ	効果	効く症状	おすすめメニュー
クリームチーズ	たんぱく質を補強し栄養バランスアップ	肝機能強化	アンティチョークグリルのクリームチーズディップ

さやえんどう

美肌づくりの味方

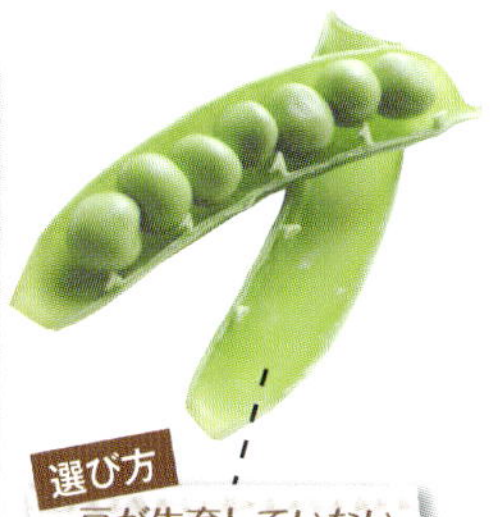

選び方
・豆が生育していない
・鮮やかな緑色

煮物の彩りや温野菜サラダに重宝

えんどう豆をさやごと早採りしたもので、β-カロテンやビタミンCを多く含みます。分類は緑黄色野菜ですが、豆が持つ栄養素も持ち合わせ、たんぱく質やビタミンB_1も含まれています。必須アミノ酸リジンも多く、体の成長を促進させ、集中力を高める効果が期待されます。

栄養と効能

β-カロテン	リジン
抗がん作用	美肌効果

DATA

カロリー
36kcal／100g

保存
ビニール袋に入れて、冷蔵庫へ

安全のためのひと手間 ゆでこぼし
スジを取りゆでこぼし

＋カラダに効く！食べあわせ

組みあわせ	効果	効く症状	おすすめメニュー
＋卵	細胞の材料となるたんぱく質をプラス	美容効果	さやえんどうと鶏肉の卵とじ

オクラ

ネバネバでスタミナアップ

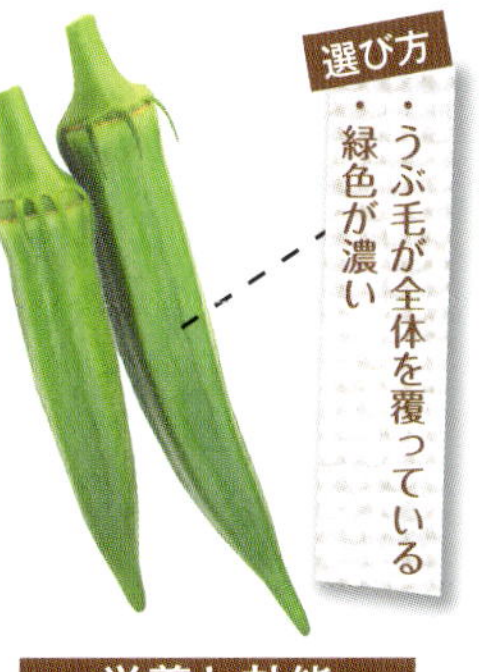

選び方
・うぶ毛が全体を覆っている
・緑色が濃い

お酒の肴にすれば肝臓と胃をガード

ヌルヌル成分には糖たんぱく質ムチンが含まれ、胃液を保護する働きがあります。たんぱく質の消化を助ける作用もあり、飲みすぎで疲れた肝臓を労わるのによい食材です。魚や豆腐などと食べあわせるとより効果的で、糖尿病予防に有効といわれているペクチンも含まれています。

栄養と効能

ムチン	ペクチン
肝臓強化	糖尿病予防

DATA

カロリー
30kcal／100g

保存
ビニール袋に入れて、冷蔵庫へ

安全のためのひと手間 板ずり
塩で板ずり

＋カラダに効く！食べあわせ

組みあわせ	効果	効く症状	おすすめメニュー
＋豆腐	良質たんぱく質をプラス	飲みすぎ・食べすぎ	オクラとおぼろ豆腐のおかかのせ

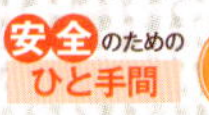

枝豆
大豆にはないビタミンも豊富

選び方
・豆がふっくらしている
・うぶ毛がついている

栄養と効能

たんぱく質	メチオニン
肝機能強化	アルコール分解促進

DATA

カロリー
135kcal／100g

保存
３分ほどゆでて冷凍保存

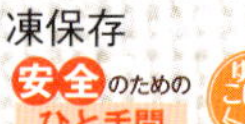

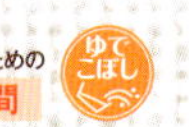

アルコール分解作用がビールとの相性抜群

未成熟な大豆ですが、大豆同様たんぱく質が豊富。ビタミンB_1・B_2・Cと、たんぱく質に含まれるアミノ酸メチオニンがアルコールの分解を促進させ肝臓を労わるので、ビールのお供に最適です。

ビタミンCなど、大豆にはないビタミンも含んでいます。

＋（プラス）カラダに効く！食べあわせ

組みあわせ	効果	効く症状	おすすめメニュー
＋ トマト	β-カロテンを補強し、栄養バランスアップ	老化防止	トマトと揚げなすと枝豆の炒め物

そら豆
皮膚を守る亜鉛たっぷり

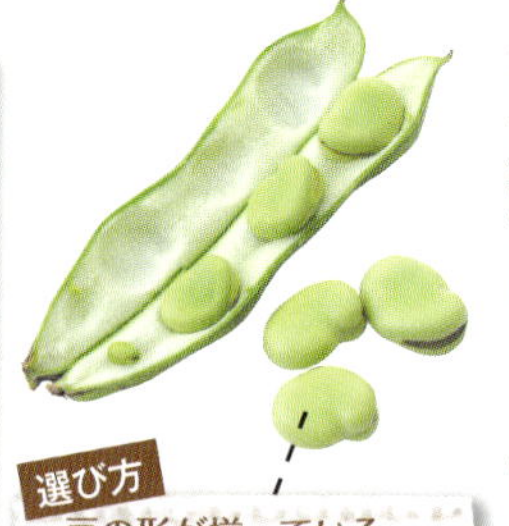

選び方
・豆の形が揃っている
・さやの緑が鮮やか

栄養と効能

亜鉛	鉄・銅
味覚異常予防	造血作用

DATA

カロリー
108kcal／100g

保存
固めにゆでて冷凍

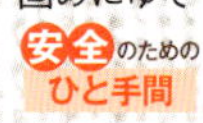

ゆでこぼし

初夏の到来を知らせる季節感あふれる野菜

あせもや湿疹（しっしん）など、夏の肌のトラブルは亜鉛不足によるものです。そら豆には、亜鉛が豊富に含まれるので、皮膚のトラブル解消によい野菜とされています。また、血液をつくる際に必要となる、鉄やたんぱく質、銅、ビタミンCが含まれており、造血にも効果的です。

＋（プラス）カラダに効く！食べあわせ

組みあわせ	効果	効く症状	おすすめメニュー
＋ 鶏肉	血液の材料となるたんぱく質を補強	造血作用	鶏肉とそら豆と豆腐のあんかけ

だいこん
根も葉も食べて栄養満点

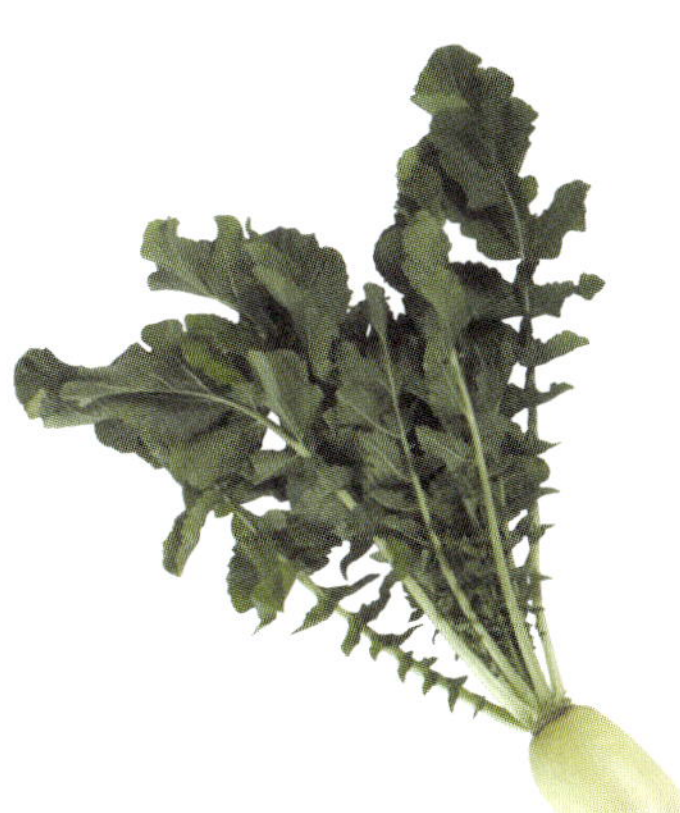

栄養と効能

（根）ビタミンC	（根）アミラーゼ	（葉）β-カロチン
抗酸化作用	消化促進	抗酸化作用

DATA

原産地	中央アジア
旬	7月～8月、11月～3月
カロリー	根 18kcal／100g 葉 25kcal／100g
保存	使いかけはラップに包んで、冷蔵庫で３～４日

安全のためのひと手間

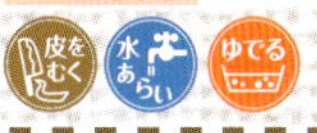
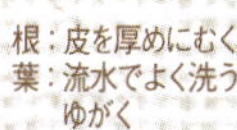

根：皮を厚めにむく
葉：流水でよく洗う
ゆがく

選び方
・葉の色が鮮やか
・ずっしりと重量感があるもの

消化をよくする酵素がたっぷり

消化を助けるアミラーゼをはじめ各種の消化酵素が豊富に含まれ、胃もたれや胸やけによいといわれています。この酵素は熱に弱いので、胃腸の調子の悪い時にはだいこんおろしなど、生で食べるのが効果的です。

また、食物繊維のリグニンやビタミンCといった成分が多く含まれ、活性酸素を抑え、白血球の免疫力を高める力もあり、がんや生活習慣病の予防に効果が期待されています。魚や肉のこげなどに含まれる発がん性物質トリプトファンを、だいこんの消化酵素が解毒するという作用もあります。

美味しくいただく栄養のコツ

二日酔いにはだいこんドリンク
二日酔いの朝には、だいこんおろしがおすすめです。胃腸の調子を整え、スッキリとします。ハチミツ入りのおろし絞り汁もよいでしょう。

プラス カラダに効く！食べあわせ

組みあわせ	効果	効く症状	おすすめメニュー
＋ ぶり 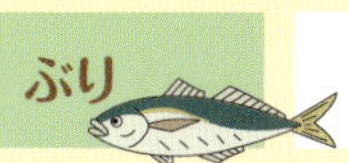	アミラーゼが解毒作用を発揮	生活習慣病の予防	ぶりだいこん、ぶりの刺し身にだいこんのツマ
＋ 豚肉 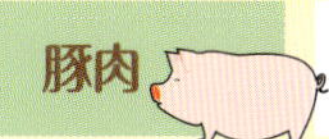	ビタミンB_1とCが作用	免疫力アップ	だいこんおろしポン酢の豚しゃぶ

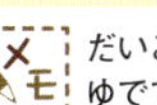

メモ　だいこんの葉には、カルシウムやβ-カロチンがたっぷり含まれています。捨ててしまいがちですが、ゆでて刻んで納豆に入れたり、じゃこと炒めたりして使いましょう。

にんじん
抵抗力を高める高カロチン食

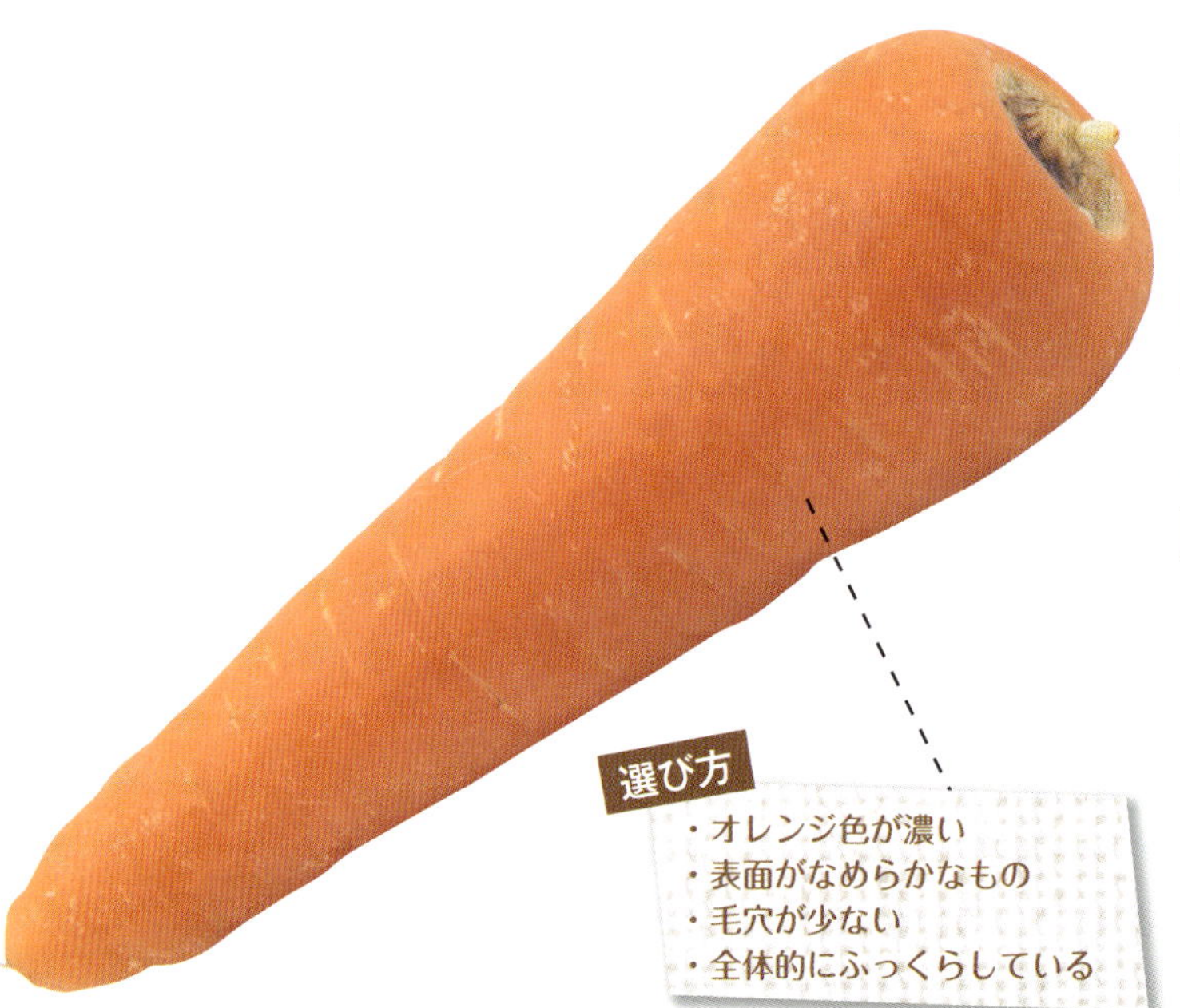

選び方
- オレンジ色が濃い
- 表面がなめらかなもの
- 毛穴が少ない
- 全体的にふっくらしている

マメ知識

ビタミンAを作り出すβ-カロチンの名前の由来は、英語のキャロットからといわれています。それほどに、にんじんはβ-カロチンが豊富な野菜です。

栄養と効能

β-カロチン	β-カロチン	β-カロチン
粘膜を守る	がん予防	目の健康
ペクチン	カリウム	ビタミンC
整腸作用	血圧降下	がん予防

DATA

原産地	アフガニスタン
旬	6～9月
カロリー	39kcal／100g
保存	新聞紙に包んでビニール袋に入れ、冷蔵庫へ

安全のためのひと手間 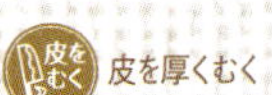 皮を厚くむく

β-カロチン含有量トップクラス

にんじんには強い抗酸化作用があるβ-カロチンが多く含まれ、わずか4分の1本で一日の摂取量が賄えるといわれています。β-カロチンは体の中でビタミンAに変わり、粘膜や角膜を保護する働きがありますから、目の健康には欠かせない食材です。

さらには、胃を丈夫にして、消化を助ける働きもあるほか、カリウムや食物繊維もたくさん含まれます。

葉も栄養豊富で、ビタミンKやカルシウムが含まれる葉付きのものが手に入ったら、炒め物やお浸しにするとよいでしょう。

美味しくいただく栄養のコツ

1 油と一緒に食べるとカロチンの吸収率がアップ

生で食べた場合のβ-カロチンの吸収力に比べて、油と一緒に摂った場合には大幅に吸収率が上がります。煮込むことでさらに柔らかくなり消化吸収がよくなります。

2 β-カロチンがたっぷり含まれる皮も食べよう

皮の下にはβ-カロチンがたっぷり含まれています。葉にもビタミンやミネラルが豊富です。有機栽培のにんじんなら、よく洗ってできるだけ皮をむかず、葉も工夫して食べましょう。

3 ビタミンCを守るには酢やレモンをプラス

にんじんに含まれるアスコルビナーゼという酵素は、他の野菜のビタミンCを破壊します。加熱するか、酢やレモンを加えることで抑えられます。ドレッシングに入れるとよいでしょう。

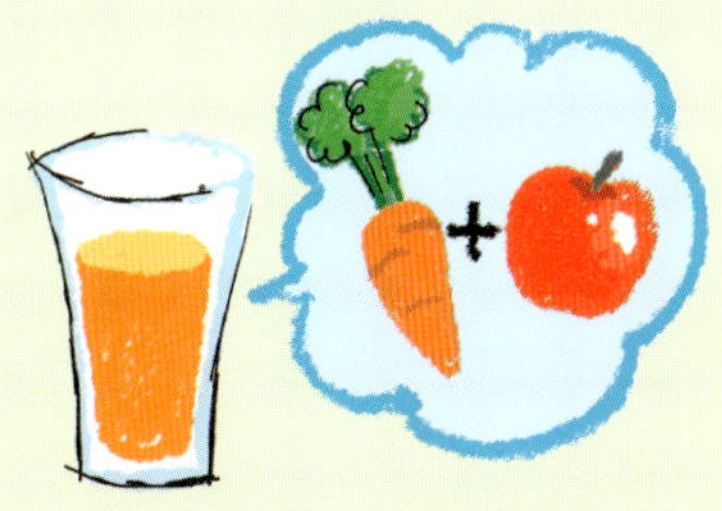

ビタミンCの破壊防止には酸味のあるりんごやかんきつ類をプラス。

カラダに効く！食べあわせ

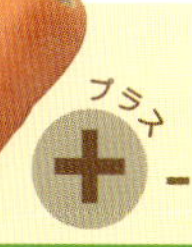

組みあわせ	効果	効く症状	おすすめメニュー
＋油揚げ	油脂とたんぱく質がβ-カロチンの吸収力をアップ	動脈硬化、目の疲れ	油揚げとにんじんと鶏肉の炊き込みご飯
＋チーズ	油脂とたんぱく質がβ-カロチンの吸収力アップ	かぜ予防	にんじんとブロッコリーのチーズグラタン
＋レモン	ビタミンCの破壊を阻止	イライラ抑制	レモンとりんごの生にんじんジュース
＋ピーナッツ	β-カロチンにビタミンEとB_1をプラス	抗酸化作用、老化防止	にんじんとこんにゃくの白和えピーナツ風味

メモ　にんじんジャムの作り方：にんじんをゆでて、お好みの量の砂糖と煮汁少々を加え、ミキサーにかけます。できたてのペーストに砂糖を加えて煮詰め、レモン汁を大さじ１～２入れてできあがり。

たまねぎ

辛み成分が血液をサラサラに

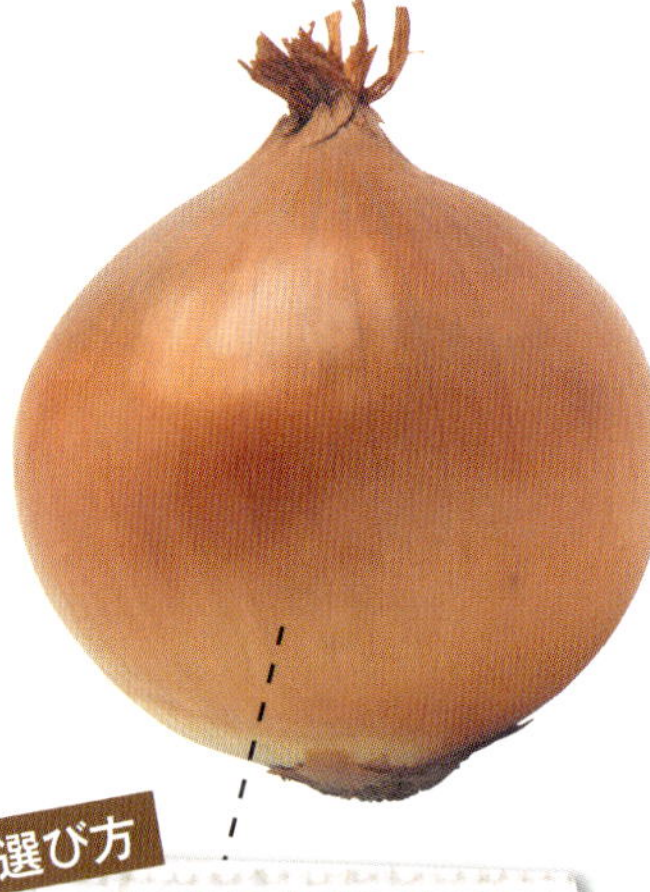

栄養と効能

硫化アリル	硫化アリル	硫化アリル
血液サラサラ	高血圧予防	食欲増進

DATA

原産地	中央アジア、西アジア
旬	4～6月
カロリー	37kcal／100g
保存	涼しく乾燥した場所で保存

安全のためのひと手間

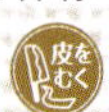

茶色の薄皮とその下の皮をむく

選び方

・触ると固く重みがある
・皮に傷がなくツヤがある

硫化アリルにたくさんの栄養効果

煮込み料理のベースに欠かせない、たまねぎ。長く炒めることで甘みが増す食材です。この甘みは元々、切った時に鼻にツンとくる成分硫化アリルで、熱が加わることで、辛みが甘さに変化します。

硫化アリルには、その他さまざまな作用があり、コレステロール上昇を抑制したり、血栓を溶かす働きや、ビタミンB_1の吸収を高める働きもあります。ビタミンB_1をたくさん含む豚肉と一緒に食べれば、さらに効率よく摂れ、新陳代謝を活性化し、疲労回復につながります。

美味しくいただく栄養のコツ

生で食べると血液サラサラ効果

コレステロールの上昇を抑え、血液をサラサラにする硫化アリルは熱に弱いので、サラダなど生食がもっとも効果を発揮します。

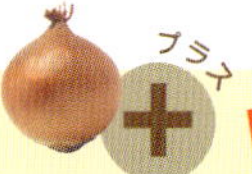

＋（プラス）カラダに効く！食べあわせ

組みあわせ	効果	効く症状	おすすめメニュー
＋ 豚肉	硫化アリルがビタミンB_1の吸収を促進	夏バテ予防	ゆで豚のスライスたまねぎサラダ／にんにく炒め
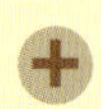 鶏肉 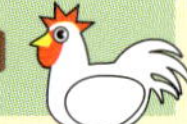	コレステロールの上昇を抑制	血液サラサラ	煮込み料理（シチュー・カレー・ポトフ）

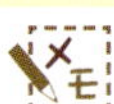

煮込み料理は、まずはたまねぎをドロドロになるまで炒めてベースにし、ほかの野菜を加える時に、ザク切りのたまねぎを加えると、たまねぎの甘みと歯ごたえの両方の味わいが楽しめます。

さつまいも

食物繊維、ビタミンCで美容効果大

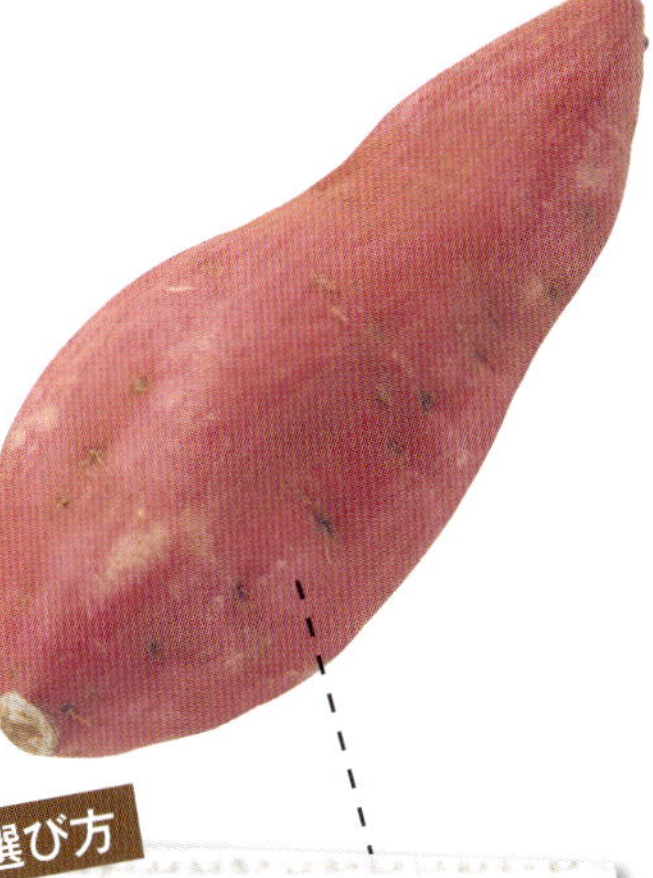

栄養と効能

ビタミンC	食物繊維	ヤラピン
美肌効果	便秘予防	便秘予防

DATA

原産地	中央アメリカ
旬	9～11月
カロリー	134kcal／100g
保存	新聞紙に包み、冷暗所へ

安全のためのひと手間

流水でしっかり泥を落とす

選び方

・皮の色が鮮やかなもの
・黒ずみや傷がない

食物繊維の量はいも類の中で一番

いも類の中でもっとも食物繊維が多く含まれ、その量はじゃがいもの約2倍。輪切りにした時に出る乳白色の成分ヤラピンには、胃の粘膜を保護し、腸のぜん動運動を高め、便を軟らかくする作用があります。便通を促す食物繊維セルロースも豊富です。そのため、さつまいもは昔から便秘によい食べ物とされてきました。

そのほかにも、ビタミンB_1やB_2、カリウム、ビタミンCも豊富で、1本でごはん1杯分のカロリーが摂れるほどに、栄養豊富な野菜です。

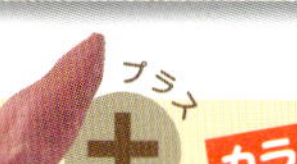

熱しても壊れないビタミンC

さつまいものビタミンCは、でんぷんに保護され、熱を加えても壊れにくく、小1本（150g）で成人に必要な1日分のビタミンCの半分が摂取できます。

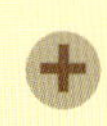

＋（プラス） カラダに効く！ 食べあわせ

組みあわせ	効果	効く症状	おすすめメニュー
＋ りんご	食物繊維がさらに豊富に	便秘予防	さつまいもとりんごのサラダ／レモン煮
＋ にんじん	食物繊維に各種ビタミンをプラス	生活習慣病予防	具だくさんのさつまいもみそ汁／バター焼き

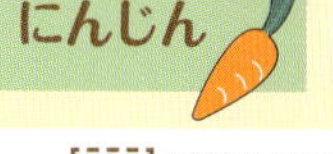

メモ 砂糖とは違った自然の甘さがあり、でんぷん質が豊富で腹持ちがよいので、子どものおやつに最適です。ふかしたさつまいもと牛乳の組み合わせは、栄養バランスもよく、おすすめです。

じゃがいも

でんぷん質とビタミンが豊富

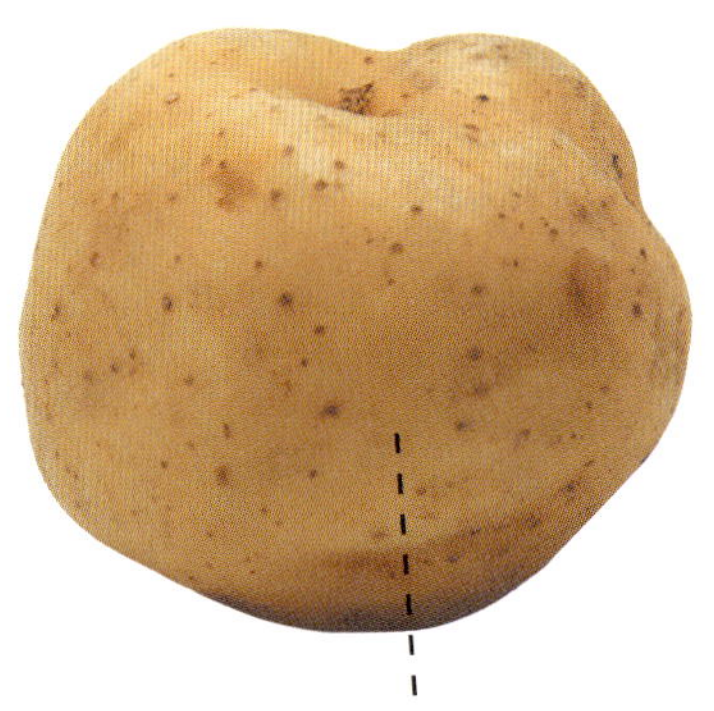

栄養と効能

でんぷん	カリウム	ビタミンC
スタミナアップ	高血圧予防	骨の強化

DATA

- 原産地　アンデス高原
- 旬　4～7月、9～11月
- カロリー　76kcal／100g
- 保存　新聞紙に包んで冷暗所に

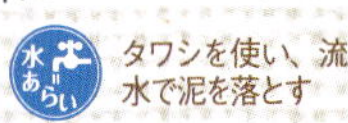

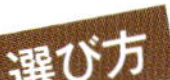

- 重量感があり、しなびていない
- 芽が出ていないもの

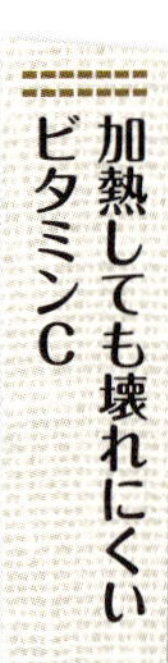

主成分は、でんぷん。主食になり、荒地でも育てやすい野菜として、世界中で栽培されています。

豊富に含まれるビタミンCは、でんぷんに包まれているため、加熱しても壊れにくいという特性があります。煮物や揚げ物、炒め物、みそ汁といった、さまざまな加熱調理に向く野菜です。

体内でナトリウムとバランスを取りあっているカリウムも豊富に含まれ、塩分（ナトリウム）の摂りすぎが気になる人は、料理にじゃがいもを加えることで、塩分を体外に排出することができます。

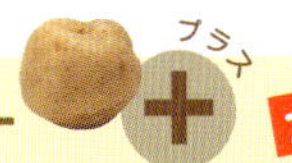

皮つきでゆでて、ビタミンC流出防止

切ってからゆでると、断面からビタミンCが流出してしまいますから、皮つきのままゆでるようにしましょう。

＋（プラス）カラダに効く！ 食べあわせ

組みあわせ	効果	効く症状	おすすめメニュー
＋ 大豆	ビタミンCにたんぱく質をプラス	動脈硬化予防	ゆで大豆とじゃがいものオムレツ／トマトスープ煮
＋ 牛乳 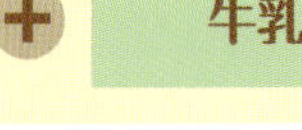	骨にカルシウムがつく作用をサポート	骨を丈夫に	クリームシチュー、ニョッキのクリーム煮

メモ　じゃがいもの芽や皮の緑色の部分には、ソラニンという有害物質が含まれていて、食べると腹痛やめまいを起こします。包丁や皮むき器でしっかり取ってから料理しましょう。

さといも

いも類の中で一番低カロリー

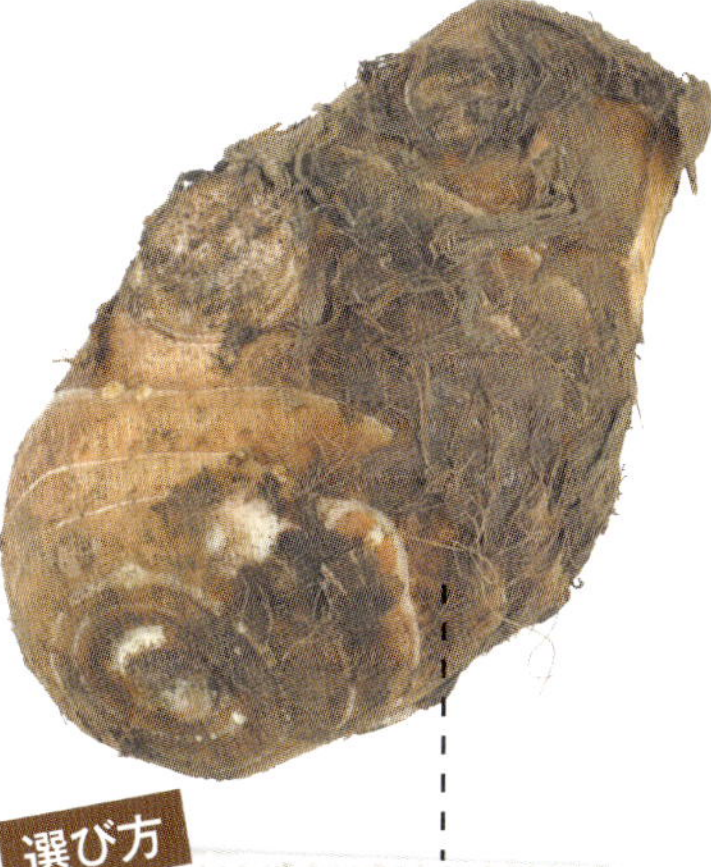

栄養と効能

でんぷん	カリウム	ガラクタン
エネルギー源	高血圧予防	脳細胞活性化

DATA

原産地	中国
旬	9～12月
カロリー	58kcal／100g
保存	新聞紙に包んで冷暗所に

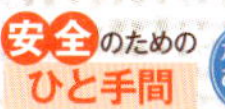

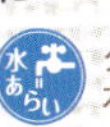

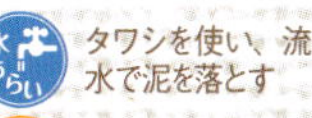

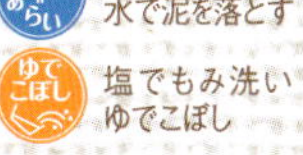

選び方

・丸く、形が整ったもの
・変色や赤い斑点がない

ヌメリ成分が脳細胞を活性化

栄養素の大部分がでんぷん。このでんぷんは、加熱により消化吸収のよいエネルギー源に変わるため、古くから滋養のある野菜として重宝されてきました。

じゃがいもや、さつまいもよりもカロリーが低く、食物繊維も豊富。さらには、カリウムはいも類の中でもも多く含まれ、むくみ解消も期待できるので、ダイエットに最適な野菜といえるでしょう。

また、さといも独特のヌメリ成分のひとつであるガラクタンは、脳細胞を活性化する効果があるといわれています。

美味しくいただく栄養のコツ

便秘解消によい、さといものヌメリ

ヌルヌルは、ガラクタンという多糖類にたんぱく質が結びついた成分と食物繊維です。この食物繊維が便秘解消を促すといわれています。

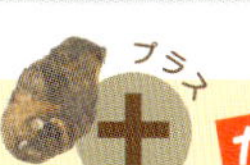

カラダに効く！ 食べあわせ

組みあわせ	効果	効く症状	おすすめメニュー
＋ こんにゃく	食物繊維がさらに豊富に	美肌効果	田舎汁、さといもとこんにゃくの田楽／しょうゆ炒め
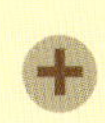 いか 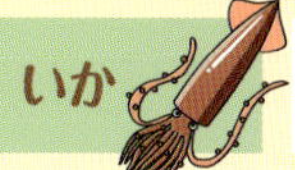	ガラクタンとタウリンが作用	脳の活性化	さといもといかの煮っころがし

メモ　上手な皮のむき方：泥をよく落としてから３分間ゆで、すぐに冷水に入れます。親指と人差し指でつまむと、皮だけツルッと取り除けます。これはあくまで下処理で、芯まで火は通っていません。

ごぼう
便秘を予防する食物繊維のかたまり

栄養と効能

セルロース	ペクチン	イヌリン
便秘予防	コレステロール低下	血糖値上昇抑制

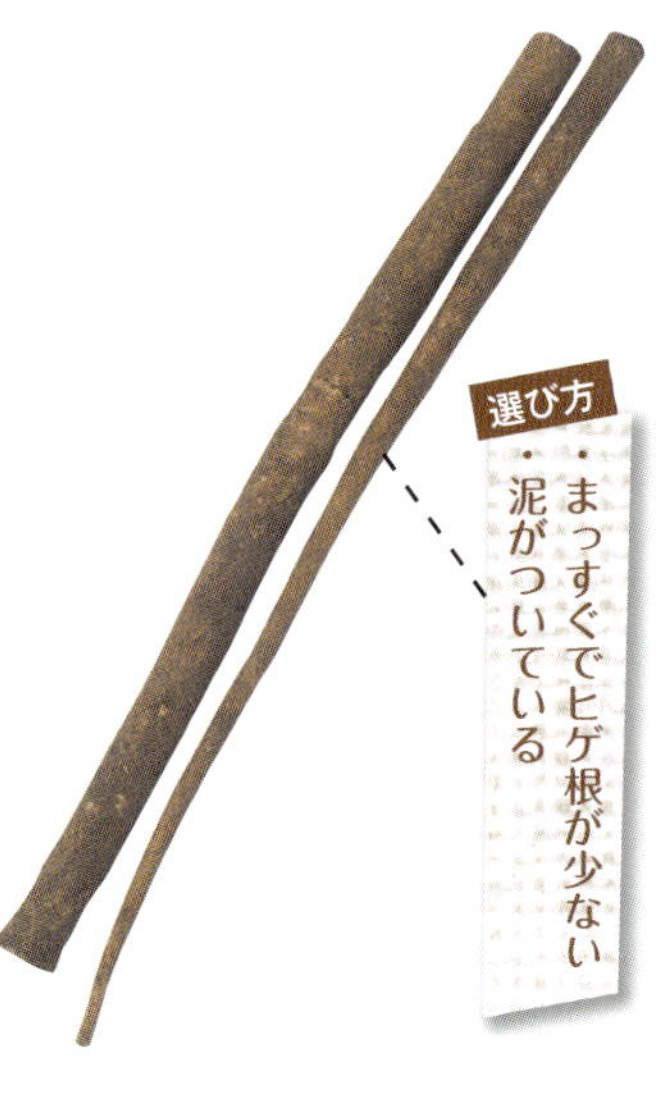

選び方
・まっすぐでヒゲ根が少ない
・泥がついている

DATA

原産地	ユーラシア大陸北部
旬	2～10月
カロリー	65kcal／100g
保存	泥つきのまま新聞紙に包み、冷暗所へ

安全のためのひと手間

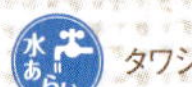

タワシで洗う

豊富な食物繊維が腸の働きを活発に

野菜の中でも食物繊維の含有量がトップクラスのごぼう。100gの中に5.7gも含まれ、不水溶性のセルロースやリグニン、水溶性のペクチン、多糖類のイヌリンなど、その種類も豊富です。

食物繊維には、腸のぜん動運動を活発にし、便通をよくする働きや、腸内でコレステロールや発がん物質を吸着して、体外に出す作用があります。

また、イヌリンが糖の吸収を抑制するため、血糖値のコントロールに役立ち、糖尿病予防にもよいとされています。

美味しくいただく栄養のコツ

アク抜きもほどほどに

水にさらすと出る茶色いアクはポリフェノールなので、必要以上にアク抜きをしてしまうと、栄養成分まで流れ出てしまいます。

＋（プラス） カラダに効く！ 食べあわせ

組みあわせ	効果	効く症状	おすすめメニュー
＋ かぼちゃ	食物繊維に各種ビタミンをプラス	生活習慣病予防	ごぼうとかぼちゃの含め煮／みそ汁
＋ こんにゃく	食物繊維がさらに豊富に	脂質異常症予防	豚汁、ごほうとこんにゃくのにんにく炒め

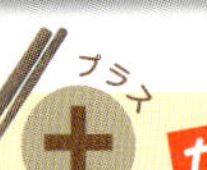

メモ　ごぼうの香り成分は皮に近いところに含まれますので、皮は包丁でむかずに、包丁の背でこそげ落とす程度にするのが美味しく食べるコツです。

やまのいも

だいこんより強力な消化作用

自然薯（じねんじょ）

山で自生している野生種。最近は栽培種もある。

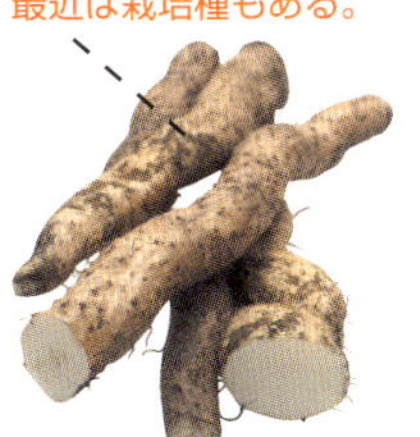

漢方では滋養強壮の薬

でんぷんの消化を助ける酵素のアミラーゼだけでなく、たんぱく質を無駄なく活用させるヌルヌル成分ムチンも含まれ、強壮効果、虚弱体質の改善や体力回復に有効と、古くから重用されています。

生ですりおろして食べる方法がもっとも効果的です。

栄養と効能

アミラーゼ	ムチン
消化促進	強壮効果

DATA

カロリー
121kcal／100g
（自然薯）

保存
新聞紙に包んで冷暗所へ

安全のためのひと手間　水あらい
よく洗って泥を落とす

＋（プラス）カラダに効く！食べあわせ

組みあわせ	効果	効く症状	おすすめメニュー
＋しょうが	胃酸の分泌を促ししょうがをプラス	強壮作用	やまいものしょうが漬け／肉巻きしょうが焼き

ヤーコン

主成分はフラクトオリゴ糖

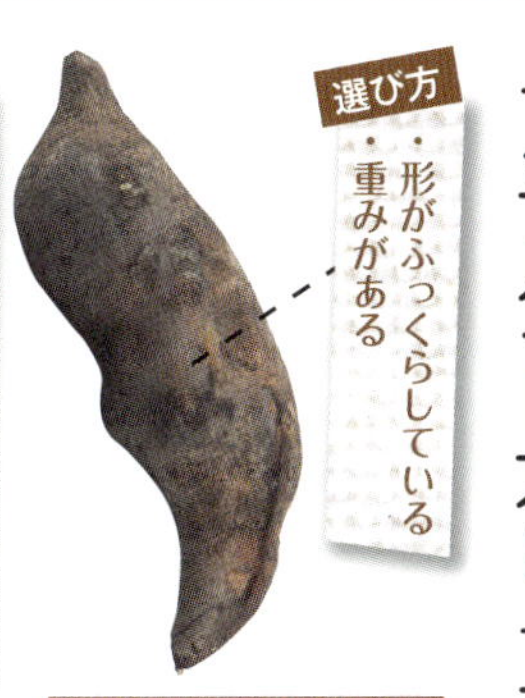

選び方
・形がふっくらしている
・重みがある

近年、注目を集める健康野菜

南米アンデス高地原産のヤーコンは、見た目はさつまいもに、シャキシャキとした歯ざわりや味はなしに似ています。野菜の中でフラクトオリゴ糖の含有量がもっとも多く、腸内のビフィズス菌を増やし、腸の機能を整えます。食物繊維も豊富に含まれ、腸を健康にしてくれます。

栄養と効能

フラクトオリゴ糖	食物繊維
整腸作用	便秘解消

DATA

カロリー
54kcal／100g

保存
泥つきのまま新聞紙に包み、冷蔵庫へ

安全のためのひと手間　水あらい
よく洗って泥を落とす

＋（プラス）カラダに効く！食べあわせ

組みあわせ	効果	効く症状	おすすめメニュー
＋にんじん	オリゴ糖をさらにプラス	整腸作用	ヤーコンとにんじんのきんぴら／マヨネーズ和え

かぶ

胃腸を整えお腹に優しい

だいこんより甘みがあり葉にも栄養が豊富

春の七草のひとつ、スズナとはかぶのこと。「古事記」や「日本書紀」にも登場する野菜です。葉にはカルシウムやβ-カロチンが豊富で、実は煮ると甘みが増し、なめらかな口当たりになります。胃腸にも優しく、消化酵素のジアスターゼが働き、消化不良を解消してくれます。

選び方
・葉：緑が鮮やか
・実：ハリがある

栄養と効能

ジアスターゼ	カルシウム（葉）
消化促進	イライラ解消

DATA

カロリー
20kcal／100g

保存
葉：濡れた新聞紙に包み冷蔵
実：ビニール袋に入れて冷蔵

安全のためのひと手間

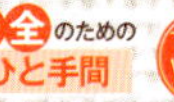

硝酸塩を抜き出す

+ カラダに効く！ 食べあわせ

組みあわせ	効果	効く症状	おすすめメニュー
+ 干しえび	カルシウムとたんぱく質をプラス	イライラ解消	かぶの葉と干しえびと油揚げの煮浸し

とうがん

夏の冷たい煮物におすすめ

冷暗所なら冬まで保存がきく野菜

冬瓜と書くため、冬の野菜かと思われがちですが、旬は夏。成分の95％は水分という低カロリー野菜です。果肉は柔らかく味は淡泊。だしで煮て、冷やしても美味しく、昔からむくみに効果があるといわれています。体を冷やす働きもあり、食欲が落ちる暑い夏にぴったりです。

選び方
・白い粉がふいている
・ずっしりと重い

栄養と効能

カリウム
利尿作用

DATA

カロリー
16kcal／100g

保存
丸のままなら冷暗所で長期保存可能

安全のためのひと手間

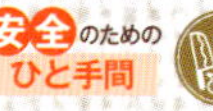

厚めに皮をむく

+ カラダに効く！ 食べあわせ

組みあわせ	効果	効く症状	おすすめメニュー
+ 鶏肉	たんぱく質を補強し栄養バランスアップ	夏バテ防止	とうがんと鶏肉のスープ、とうがんの鶏そぼろあん

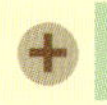

れんこん
アクの成分はポリフェノール

胃腸の粘膜を丈夫にする成分を含有

ハスの地下茎。穴があいている様から見通しがきくとして、祝いの膳（ぜん）によく使われます。主成分はでんぷん。ビタミンCが豊富で、カリウムやカルシウムも含まれます。切り口を変色させるタンニンは、ポリフェノールの一種で、消炎作用があり胃腸の調子を整えます。

選び方
・傷や色ムラがない
・重みがある

栄養と効能

ビタミンC	タンニン
美肌効果	抗酸化作用

DATA

カロリー
66kcal／100g

保存
新聞紙に包みビニール袋に入れ冷蔵

安全のためのひと手間

タワシで泥を落とす

＋（プラス） カラダに効く！ 食べあわせ

組みあわせ	効果	効く症状	おすすめメニュー
＋ さくら海老	肝臓機能を高めるタウリンをプラス	肝臓機能強化	すりおろしれんこんと桜海老のお好み焼き

たけのこ
煮物に入れたい春の味覚

『古事記』にも登場する日本古来の食材

春の訪れとともに市場に出回るたけのこ。香りと歯ざわりが楽しめ、煮物や和え物、炊き込みご飯の具によく使われます。掘りたての新鮮なものは、刺し身でもおいしくいただけます。食物繊維を豊富に含み、便秘予防やコレステロールを体外に排出する働きがあります。

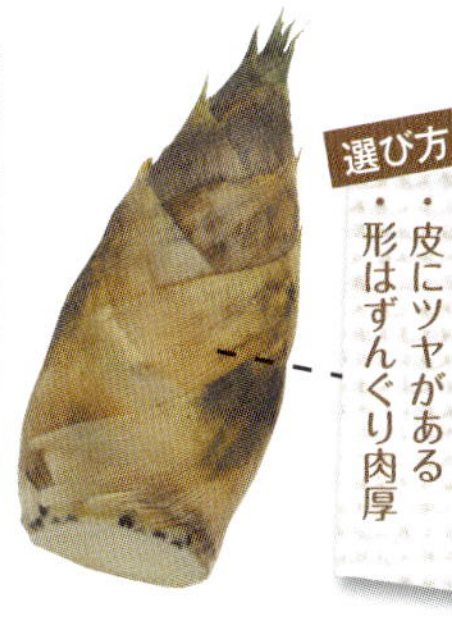

選び方
・皮にツヤがある
・形はずんぐり肉厚

栄養と効能

食物繊維
便秘予防

DATA

カロリー
26kcal／100g

保存
米の研ぎ汁ですぐにゆで、水に浸し冷蔵庫へ

安全のためのひと手間
なるべく早めにゆでる

＋（プラス） カラダに効く！ 食べあわせ

組みあわせ	効果	効く症状	おすすめメニュー
＋ わかめ	食物繊維をさらに補強	便秘予防	たけのことわかめと木の芽の含め煮

ねぎ

冬はかぜ予防 夏は食欲増進に

栄養と効能

硫化アリル	硫化アリル	硫化アリル
食欲増進	血行促進	かぜによるのどの痛み

選び方

・緑と白の色が鮮明なもの
・巻きがしっかりしている

DATA

原産地	中国
旬	11～3月
カロリー	28kcal／100g
保存	新聞紙に包み、冷暗所へ

安全のためのひと手間

皮をむく　一番上の薄皮をむく

古くから薬として用いられた野菜

「日本書紀」にも登場するねぎは、古来より日本人に親しまれてきた野菜です。旬は冬で、鍋物には欠かせない一品です。薬膳では、ねぎはかぜの症状に効く薬とされ、鼻づまりや頭痛、腹痛、下痢に有効といわれています。

食欲が減退する夏には、ねぎ特有のツンとした香り成分硫化アリルが、消化液の分泌を促し、食欲を増進させ、免疫力を高めます。

ざるそばやそうめん、冷や奴の薬味によくねぎが使われるのは、美味しいだけでなく、夏バテ予防に一役買っているのです。

美味しくいただく栄養のコツ

かぜかな？と思ったら、ねぎの出番

かぜの引き始めには、みじん切りのねぎをたっぷり入れた器に味噌を加え、熱湯で溶かして飲むと、体が温まり発汗を促します。

＋（プラス） カラダに効く！食べあわせ

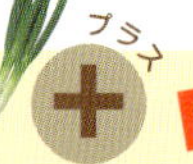

組みあわせ	効果	効く症状	おすすめメニュー
＋ 豆腐	体を温め、発汗を促進	かぜの初期症状（頭痛、鼻づまり）	湯豆腐、マーボー豆腐、豆腐とねぎのみそ汁
＋ おかゆ（米）	体を温める	寒さによる腹痛や下痢対策	ねぎと卵の梅干しがゆ、ねぎとザーサイのおかゆ

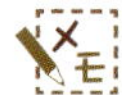

メモ　硫化アリルは揮発性が高く、切ってしばらく置くと成分が気体となって飛んでしまうので、食べる直前に調理しましょう。また、水にも溶けやすいため、長時間水にさらすのは避けましょう。

アスパラガス

アスパラギン酸で新陳代謝アップ

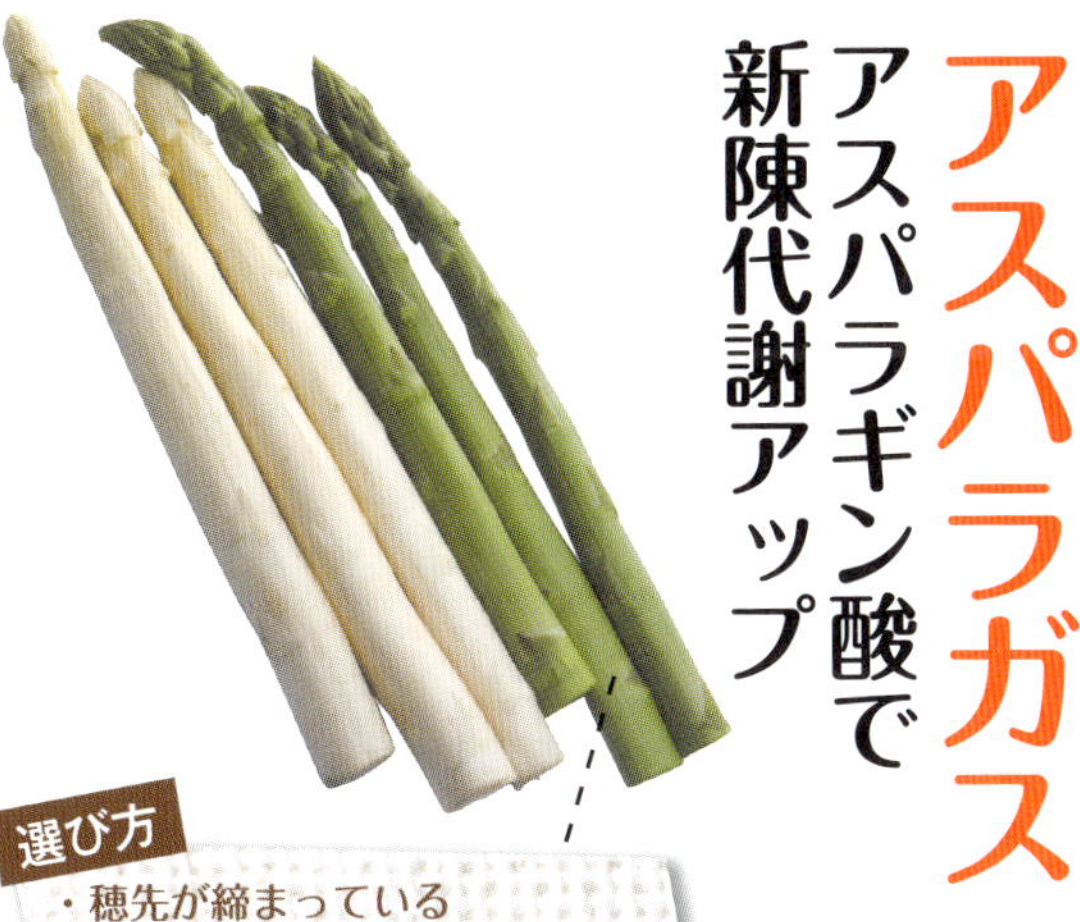

栄養と効能

オリゴ糖	アスパラギン酸	ルチン
整腸作用	新陳代謝アップ	血管を丈夫に

DATA

- 原産地　ヨーロッパ
- 旬　4～7月
- カロリー　22kcal／100g
- 保存　新聞紙に包んでビニール袋に入れ、冷蔵庫へ

安全のためのひと手間

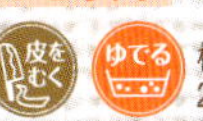

根元周辺の皮をむく
2分下ゆで

選び方

・穂先が締まっている
・切り口が白くみずみずしいもの

栄養価は、ホワイトよりグリーンアスパラが高め

グリーンアスパラは、太陽の光をたくさん浴びて栽培したもの、ホワイトアスパラは日光を当てずに育てたものです。

栄養価はグリーンが高く、β-カロチン、ビタミンB_1・B_2・C・Eをバランスよく有しています。また、新陳代謝を高めるアミノ酸の一種アスパラギン酸を多く含んでいます。ホワイトは、栄養価は落ちるものの、柔らかくて口当たりがよく、うまみが濃いのが特徴です。

穂先の柔らかい部分には、ルチンが豊富に含まれ、高血圧予防や毛細血管を丈夫にする作用があります。

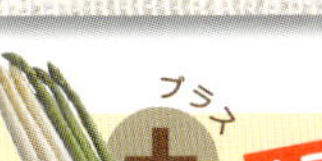

お腹の調子を整えるアスパラの成分

グリーンアスパラに含まれるオリゴ糖は、腸内の善玉菌であるビフィズス菌を増やす作用があるため、腸内環境を整えるのに有効です。

＋(プラス)カラダに効く！食べあわせ

組みあわせ	効果	効く症状	おすすめメニュー
＋バナナ	腸内のビフィズス菌が増加	腸内年齢を若く保つ	アスパラガスとバナナとヨーグルトのサラダ
＋鶏肉	細胞を丈夫にするたんぱく質をプラス	免疫力アップ	アスパラガスと鶏肉のトマト炒め／アスパラカレー

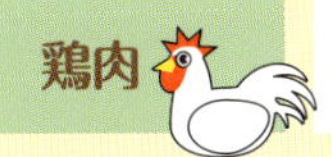

アスパラガスは、生のまま時間を置くと繊維が硬くなり苦味が出てくるので、さっと熱湯に通してから冷蔵して保存したほうが、時間がたっても美味しくいただけます。

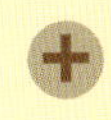

もやし

発芽パワーで栄養価アップ

栄養と効能

ビタミンC	ビタミンB群	アミラーゼ
美肌効果	疲労感の改善	食欲増進

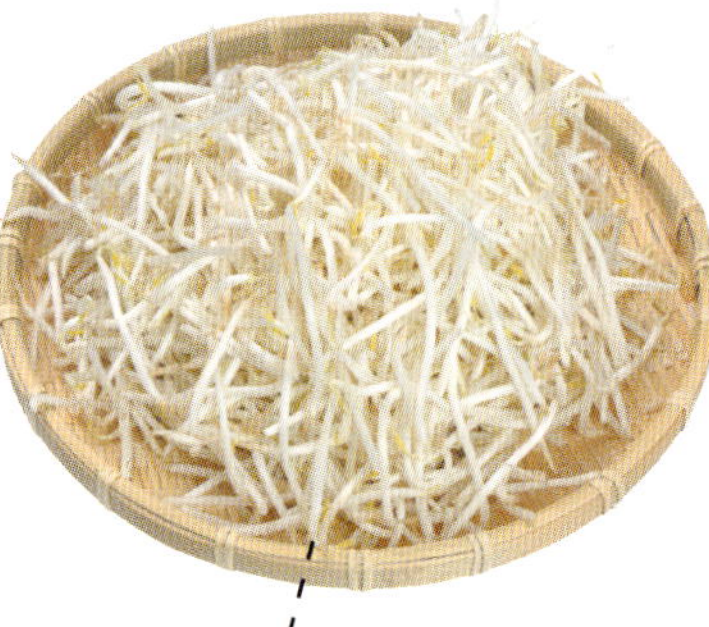

DATA

原産地	日本
旬	通年
カロリー	14kcal／100g（緑豆もやし）
保存	袋のまま、冷蔵庫へ

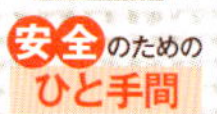

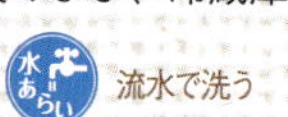

流水で洗う

選び方

・ヒゲ根が白い
・茶色く変色していない

発芽でビタミンCがぐ～んと増加

もやしは、特定の植物の名前ではなく、豆や米、麦などの種を水に浸し、暗所で発芽させた若芽の総称です。一般的には「ブラックマッペ」と呼ばれるけつるあずきのもやし、緑豆からつくる「緑豆もやし」、大豆からつくる「豆もやし」などが流通しています。

もやしは発芽すると、豆の時には微量だったビタミンCが一気に増えるだけでなく、ビタミンB群やミネラルの含有量も増えます。さらにでんぷんの消化を助ける酵素アミラーゼも生成され、栄養価の高い野菜といえます。

美味しくいただく栄養のコツ

低脂肪のたんぱく質源と組みあわせる

もやしには食物繊維が豊富に含まれ、低脂肪なたんぱく質源のささみや白身魚とあわせると、たっぷり食べてもローカロリーの肥満予防食に。

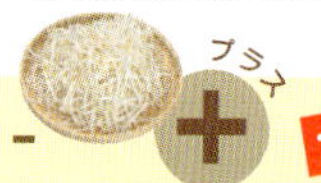

＋プラス カラダに効く！食べあわせ

組みあわせ	効果	効く症状	おすすめメニュー
＋豚肉	ビタミンCにB群をプラス	肌荒れ、シミ予防	豆もやしとひき肉の炒め物／もやし入りお好み焼き
＋卵	コレステロールの再吸収を防ぐ	動脈硬化予防	もやしとじゃがいものオムレツ

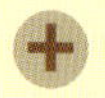

メモ　もやしは傷みが早いので、早めに使い切るようにしましょう。炒める際には、シャキッとした歯ごたえが残り、ビタミンCの損失を防げるよう、「強火で短時間」がコツです。

ルッコラ

ゴマのような風味が特徴

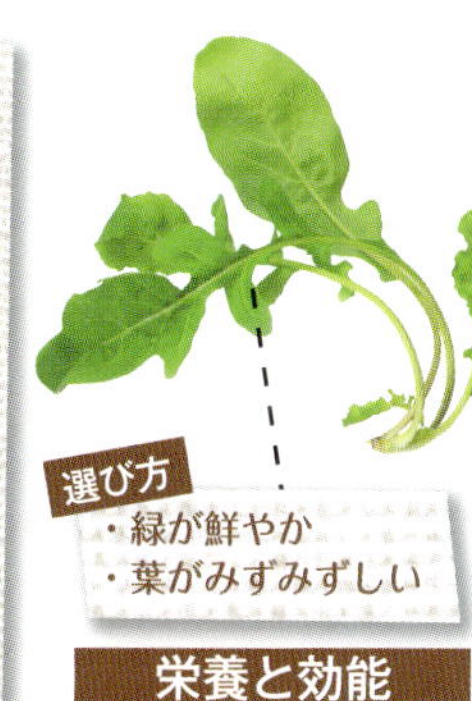

選び方
・緑が鮮やか
・葉がみずみずしい

栄養と効能

ビタミンC
シミ・シワ予防

DATA

カロリー
19kcal／100g

保存
湿らせたキッチンペーパーに包んでラップをし、冷蔵庫へ

流水で洗う

イタリアではサラダによく利用

ゴマのような風味とピリッとした辛みや苦みがあり、肉の付けあわせやサラダなどに広く使われるハーブ。日本では、イタリア料理の普及とともに徐々に知られましたが、ヨーロッパでは古くから食べられている野菜です。栄養素は、カルシウムや鉄分、ビタミンCが豊富です。

カラダに効く！ ＋（プラス）食べあわせ

組みあわせ	効果	効く症状	おすすめメニュー
＋豆腐	カルシウムをさらに補強	骨粗しょう症の予防	ルッコラとじゃこの冷や奴／和風サラダ

セロリ

香り成分に整腸作用

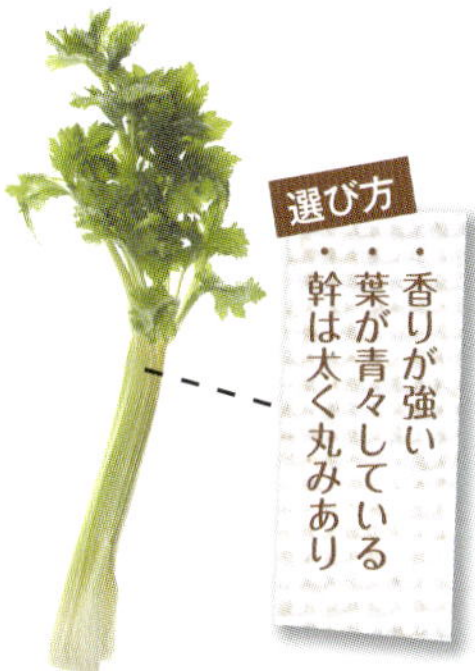

選び方
・香りが強い
・葉が青々している
・幹は太く丸みあり

栄養と効能

カリウム	アイピン
動脈硬化防止	頭痛緩和

DATA

カロリー
15kcal／100g

保存
葉：ポリ袋に入れ冷蔵
茎：根元を水にさす

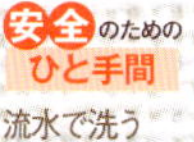

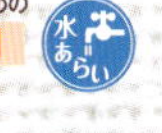

流水で洗う

生食だけでなく炒め物や煮物にも

独特の香りと歯ざわりが特徴。ギリシャ・ローマ時代には、整腸や強壮の薬として使われていました。β-カロテン、ビタミンB_1・B_2・カルシウムや胃潰瘍（かいよう）をガードするビタミンUも含まれます。

肉などの臭みを消す作用があり、煮込み料理にもよく使われます。

カラダに効く！ ＋（プラス）食べあわせ

組みあわせ	効果	効く症状	おすすめメニュー
＋牛肉	良質のたんぱく質をプラス	老化予防	セロリと牛肉の炒め物／グリル

しいたけ 生活習慣病の強い味方

選び方
・よく乾いているもの
・筋が太く、短いもの

栄養と効能

エルゴステロール	レンチナン
骨粗しょう症予防	がん予防

半日ほど天日干しにするとビタミンDに変化

ビタミンB群を豊富に含むだけでなく、日にあたると骨を形成し、骨粗しょう症の予防効果のあるビタミンDに変化するエルゴステロールを多く含みます。また、動脈硬化によいエリタデニン、免疫細胞を活性化させるといわれるレンチナンが含まれています。

DATA

カロリー
19kcal／100g

保存
かさを上にしてビニール袋に入れ、冷蔵か冷凍

安全のためのひと手間
キッチンペーパーで軽く拭く

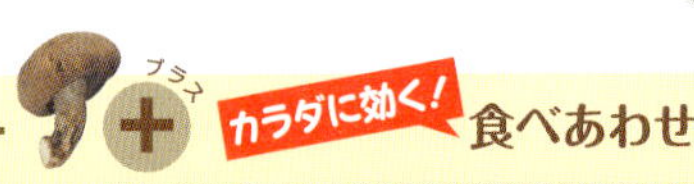

カラダに効く！ 食べあわせ（プラス）

組みあわせ	効果	効く症状	おすすめメニュー
＋豆腐	骨の材料となるカルシウムをプラス	骨粗しょう症予防	焼き豆腐のきのこソースがけ

しめじ うまみ成分アミノ酸も豊富

選び方
・かさが小ぶりで色が濃い
・ハリと弾力がある

栄養と効能

食物繊維	エリタデニン
便秘解消	動脈硬化予防

食物繊維が豊富でダイエット中もおすすめ

料理のうまみになるアミノ酸とカルシウムの吸収を助けるビタミンDが多く含まれます。食物繊維も豊富で、肥満予防や便秘解消、コレステロールの低下、動脈硬化予防にもよいといわれています。カロリーが低いので、ダイエット中にもおすすめの食材です。

DATA

カロリー
18kcal／100g
（ぶなしめじ）

保存
キッチンペーパーに包み、ビニール袋に入れて冷蔵庫へ

安全のためのひと手間
軽くほぐしてゴミを取る

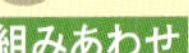

カラダに効く！ 食べあわせ（プラス）

組みあわせ	効果	効く症状	おすすめメニュー
＋豚肉	食物繊維がコレステロールを吸着	動脈硬化予防	豚肉ときのこの豆乳鍋、豚肉としめじ入りオムレツ

なめこ

ぬめりが胃や肝臓を守る

特有のぬめりはムチンという成分で、消化吸収を促進し、肝機能の働きを助ける効果があり、カルシウム、鉄、銅、マグネシウムも含まれます。

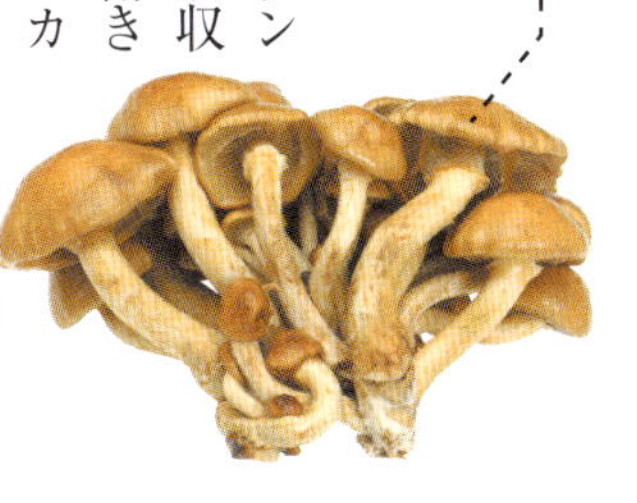

栄養と効能
ムチン
滋養強壮

エリンギ

歯ざわりは食物繊維

食物繊維はきのこ類の中でも随一で、独特の歯ざわりが特徴。洋風料理にもあいます。カリウムも多く、高血圧の予防によいとされています。

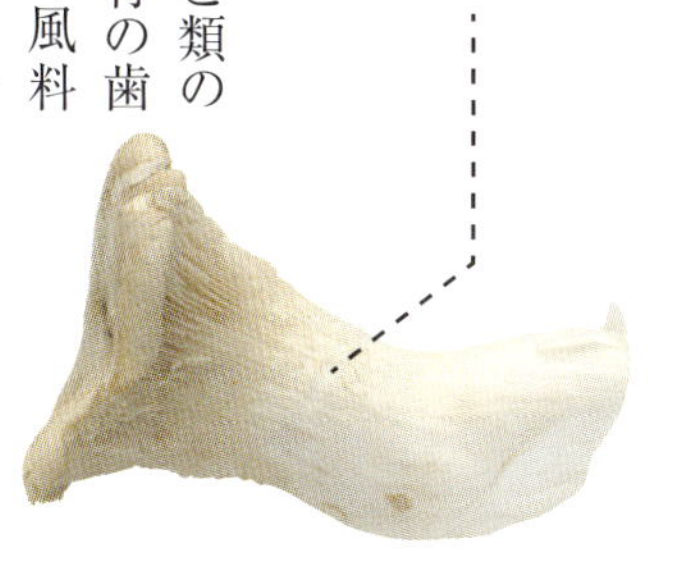

栄養と効能
食物繊維
便通改善

エノキタケ

ミネラルがたっぷり

ビタミンB群の含有量が多く、抗がん作用があるといわれるβ-グルカンの一種、レンチナンの含有率は他のきのこを上回ります。

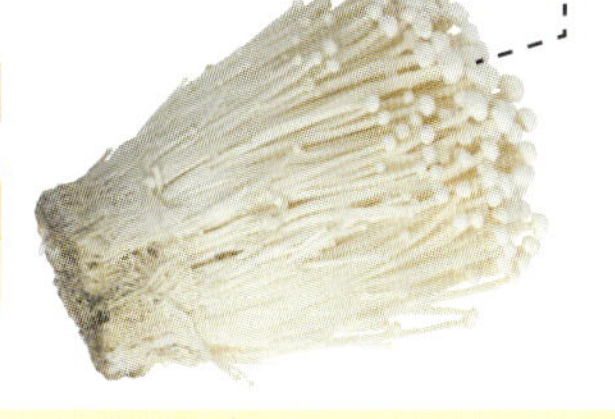

栄養と効能
ナイアシン
肌荒れ防止

まいたけ

歯ごたえと香りが魅力

独特の風味が人気です。ビタミンやミネラルといった多くの栄養成分に加えて、抗腫瘍（しゅよう）効果があるβ-グルカンを豊富に含んでいます。

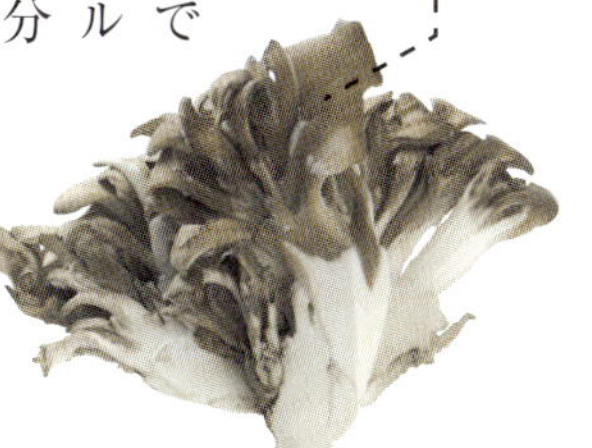

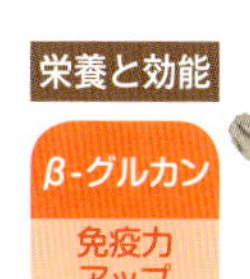

栄養と効能
β-グルカン
免疫力アップ

＋（プラス） カラダに効く！ 食べあわせ

組みあわせ	効果	効く症状	おすすめメニュー
エノキタケ＋さけ	良質たんぱく質やDHAをプラス	老化防止	エノキタケとさけのホイルバター焼き
まいたけ＋にんじん	β-カロチンが抗酸化作用をアップ	がん予防	まいたけとにんじんとひじきの炊き込みご飯

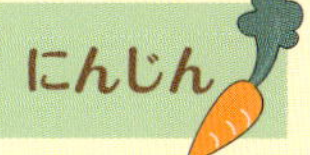

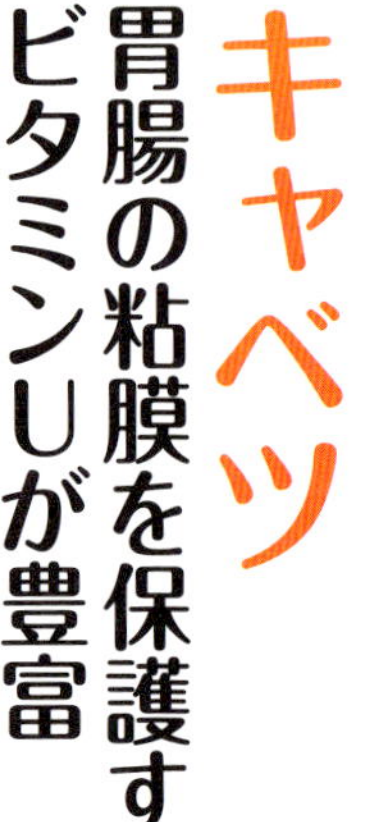

キャベツ
胃腸の粘膜を保護するビタミンUが豊富

栄養と効能

ビタミンC	カルシウム	ビタミンU
美肌効果	骨を丈夫に	胃腸の保護

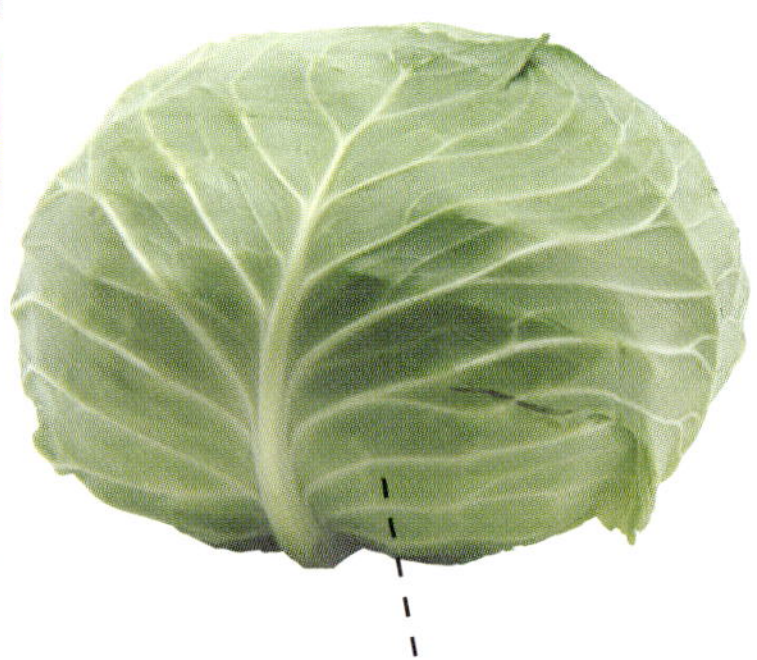

選び方
- 緑色が濃く、重量感のあるもの
- 葉がみずみずしいもの

DATA

原産地	ヨーロッパ
旬	11～2月、5～6月
カロリー	23kcal／100g
保存	ラップをして冷蔵庫へ

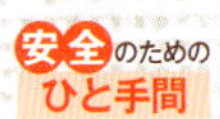

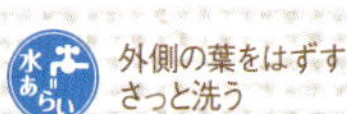

外側の葉をはずすさっと洗う

胃腸が弱っている時に食べたい淡色野菜

胃腸の調子を整えてくれるビタミンUが豊富に含まれ、古くから胃腸によい健康野菜として重宝されてきました。

また、ビタミンCの含有量も多く、淡色野菜の中ではトップクラス。ビタミンCを上手に摂取するコツは、生で食べる際、切ってから水にさらさないこと。水溶性のため、水に流出するからです。

抗がん成分の葉緑素、インドール、フラボノイド、ビタミンE・Cなども含まれ、骨の強化に欠かせないビタミンKも摂取できる野菜です。

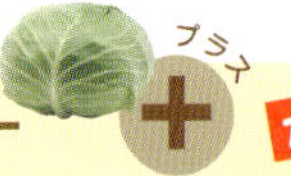

ビタミンを壊さぬよう加熱は短時間で

ビタミンCやビタミンUは、熱に弱いビタミンです。ゆでたり炒めたりする際は、短時間にするとビタミンの損失が少なくてすみます。

プラス カラダに効く！食べあわせ

組みあわせ	効果	効く症状	おすすめメニュー
＋ 牛乳	ビタミンUとたんぱく質が胃の粘膜を保護	胃炎・胃潰瘍予防	キャベツと牛乳とアボカドの生ジュース
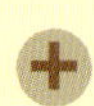 豚もも肉	ビタミンCに良質たんぱく質をプラス	美肌づくり・かぜ予防	豚もも肉とキャベツの煮込みスープ

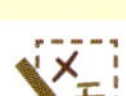

キャベツの芯の固い部分は、捨ててしまいがちですが、煮込むと甘みが増します。サイコロ角に切って、にんじんやベーコンと一緒に煮込むと美味しくいただけます。

レタス
イライラを鎮めるリラックス効果

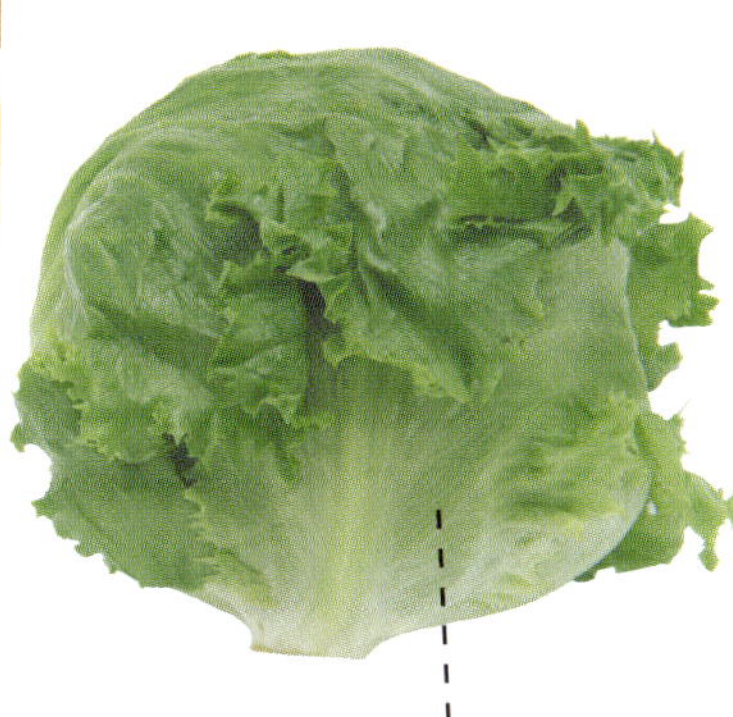

栄養と効能

ビタミンC	カルシウム	ラクツカリウム
美容効果	イライラ抑制	リラックス効果

DATA

- 原産地　地中海沿岸から西アジア
- 旬　9～12月
- カロリー　12kcal／100g
- 保存　新聞紙に包み、ビニール袋に入れて冷蔵

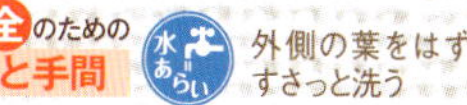

外側の葉をはずすさっと洗う

選び方

- みずみずしい
- 葉にハリがある

ラクツカリウムに鎮静作用

約95%は水分で、シャキシャキとした食感が魅力の淡色野菜です。サラダだけでなく、炒めてもゆでても歯ざわりが残り、美味しくいただけます。

レタスの茎を切ると出る白い乳状の液体は、サポニン様物質に含まれるラクツカリウムで、催眠、鎮静効果があるといわれます。さらに、イライラを鎮めるカルシウムが作用し、ストレスを緩和するリラックス効果が期待されます。そのほか、皮膚や粘膜を守り、肌を健やかにするビタミンC・E、β-カロテンなどが含まれます。

美味しくいただく栄養のコツ

油で炒めて、カルシウム摂取量アップ

レタスにはカルシウムが多く含まれ、油で炒めるとかさが減り、一度に大量のカルシウムが摂れ、吸収力も高まります。

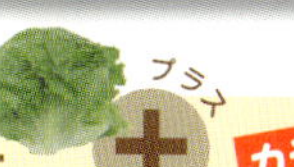

プラス カラダに効く！食べあわせ

組みあわせ	効果	効く症状	おすすめメニュー
さけ缶 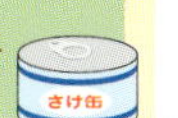	カルシウムの吸収力アップ	イライラ緩和	レタスとさけの炒め物／洋風スープ
あさり 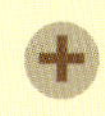	ビタミンCが鉄の吸収を助ける	貧血予防	レタスとあさりのバターしょうゆ焼き

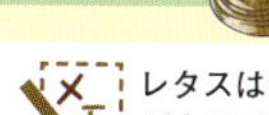

メモ　レタスは包丁で切ると、断面が茶色く変色します。生で食べる時は包丁で切らずに、手でちぎるのがよいでしょう。こうすることで断面が粗くなり、ドレッシングがよくからむ効果も生まれます。

はくさい

便秘やかぜ予防によい冬の定番野菜

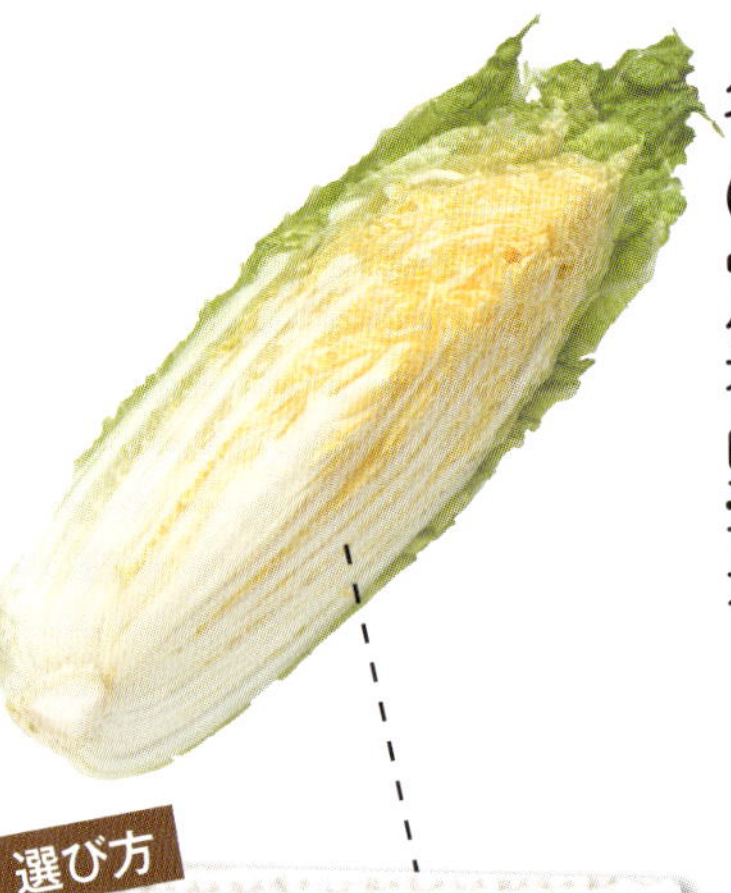

栄養と効能

ビタミンC	食物繊維	カリウム
肌のハリ	整腸作用	むくみ解消

DATA

- 原産地　中国
- 旬　11～2月
- カロリー　14kcal／100g
- 保存　新聞紙に包み、冷暗所に

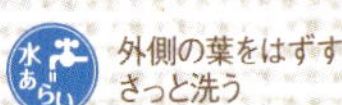

安全のためのひと手間　水あらい　外側の葉をはずすさっと洗う

選び方

・みずみずしく重量感がある
・葉がすき間なく詰まっている

冬に不足しがちな食物繊維がたっぷり

冬の鍋物や炒め物に欠かせないはくさいは、そのほとんどが水分でビタミンCも多く、食物繊維が豊富な野菜です。加熱調理にするとかさが減ってたくさん食べられるため、食物繊維を一度に摂取でき、便秘の予防や緩和に効果的です。

また、はくさいはカリウムも豊富なため、尿の排泄を促し、高血圧の予防にも役立ちます。

原産地の中国では、古くから、豆腐・だいこんと並んで冬の「養生三宝」と呼ばれ、薬膳料理には欠かせない滋養強壮によい野菜とされています。

美味しくいただく栄養のコツ

冬の野菜不足には、鍋料理

はくさいは味にくせがなく、他の素材と合わせやすいうえ、冬に不足しがちな食物繊維が豊富。煮込めばかさが減り、一度に多く食べられます。

＋プラス　カラダに効く！食べあわせ

組みあわせ	効果	効く症状	おすすめメニュー
＋牛乳	カルシウムがプラスされて自律神経を整える	イライラ解消・胃の不調	はくさい入り牛乳スープ／クリームシチュー
＋鶏手羽肉	ビタミンCと良質たんぱく質が作用	美肌づくり・かぜ予防	鶏手羽肉とはくさいの中華炒め／洋風鍋

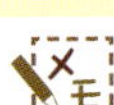

メモ　大きな外葉はロールはくさいなどの包み料理、内側の葉は炒め物や和え物に、一番柔らかい中心部はサラダなどの生食に向きます。

ほうれんそう

貧血予防に欠かせない緑黄色野菜

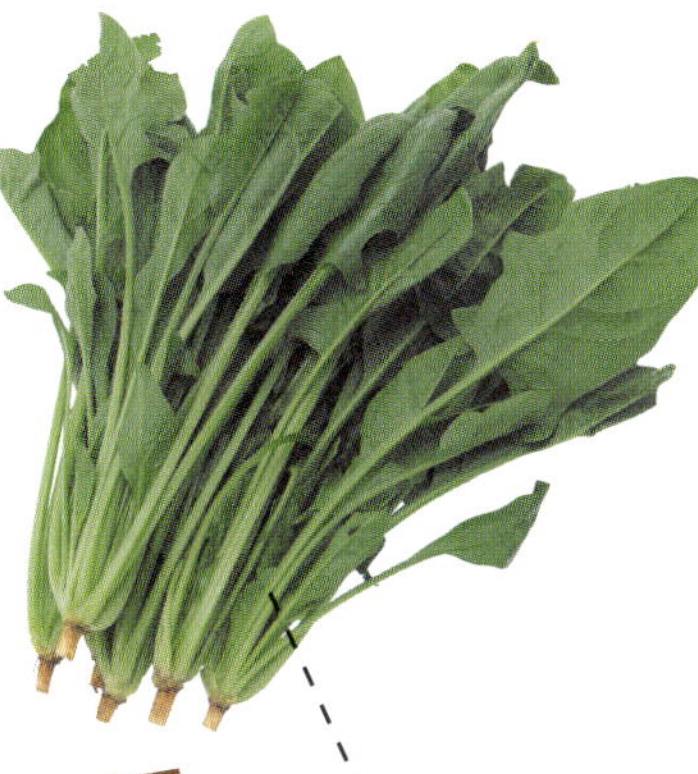

栄養と効能

鉄	β・カロチン	マグネシウム
貧血予防	抗酸化作用	骨格形成

DATA

- 原産地　西アジア
- 旬　12～3月
- カロリー　20kcal／100g
- 保存　新聞紙に包んでラップをし、冷蔵庫へ

安全のためのひと手間

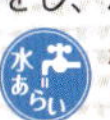

根元を広げて、よく流水で洗う

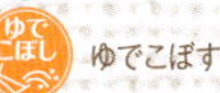

ゆでこぼす

選び方

・葉の色が濃く、ハリがある
・葉がみずみずしい

たんぱく質とあわせて貧血予防効果アップ

貧血予防の代表的な野菜。血液をつくるのに必要な鉄分が多く含まれています。鉄の吸収を助けるビタミンCや、造血を促す葉酸、ビタミンB_6など、貧血予防をサポートする成分が豊富です。

さらには、血圧を安定させるカリウム、骨や歯を丈夫にするカルシウムなども含んでいます。

肉や魚、卵や大豆製品と一緒に食べあわせると貧血防止に必要なたんぱく質が補完できて効果的です。

寒さとともに甘みが増し栄養価も高くなる冬が、旬の野菜です。

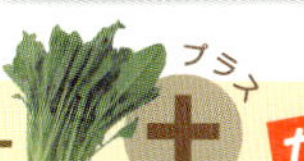

美味しくいただく栄養のコツ

栄養価を失わないゆで時間は２分

アクの成分シュウ酸は、多量に摂ると結石の原因になるといわれてきましたが、３cmくらいにカットしてゆでるとほとんど流れ出します。

＋（プラス） カラダに効く！食べあわせ

組みあわせ	効果	効く症状	おすすめメニュー
＋ 納豆 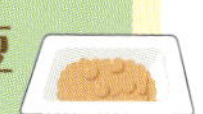	マグネシウムがさらに豊富に	心臓病予防	ほうれんそうと納豆の和え物／納豆オムレツ
＋ かき 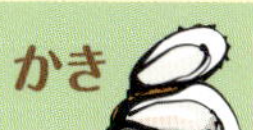	鉄をさらにプラスして効果増大	貧血予防	ほうれんそうとかきのオイスターソース炒め

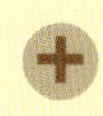

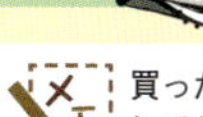

買ったその日に食べない時には、固めにゆでて、お浸し一人前ほどの分量に小分けにして冷凍保存をしておくと便利です。

こまつ菜

ビタミン、カルシウムが豊富な緑黄色野菜

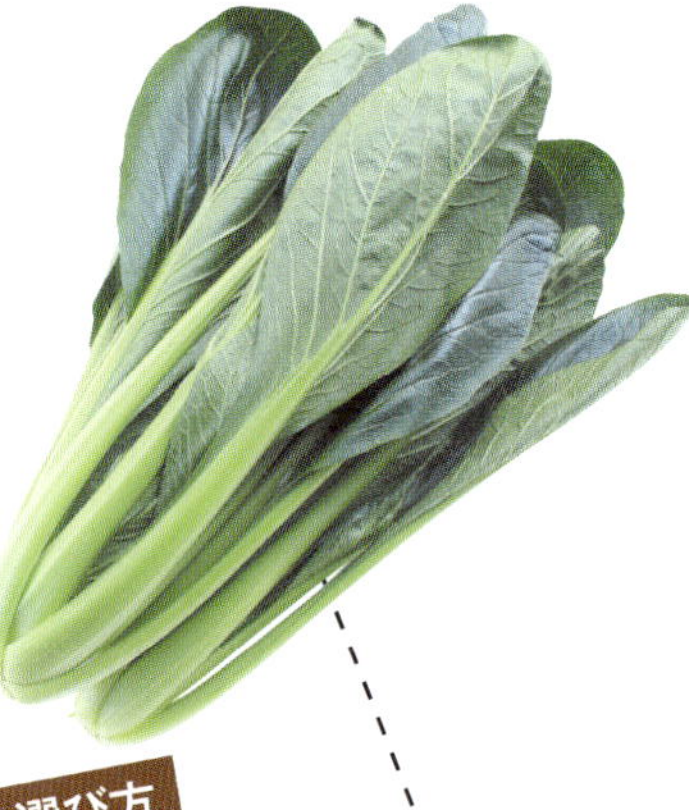

栄養と効能

カルシウム	クロロフィル	β-カロチン
骨粗しょう症予防	貧血防止	がん予防

DATA

原産地	中国
旬	11～3月
カロリー	14kcal／100g
保存	湿らせた新聞紙に包み、冷蔵庫へ

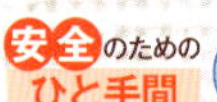

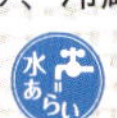

根元を開いて流水で洗う

ゆでこぼす

選び方

・肉厚でふっくらとしていて、固いもの
・傷がないもの

β-カロチンをはじめファイトケミカルの宝庫

野菜の中でも特にビタミン豊富な緑黄色野菜で、抗酸化作用のあるビタミンC・Eに加えて、β-カロチンやクロロフィルが豊富な野菜です。さらにはカリウムや食物繊維も含まれています。

カルシウムは、ほうれんそうの約3倍含まれ、カルシウムの吸収力を高めるビタミンKやC、鉄分やマグネシウムも含まれているので、骨粗しょう症予防にもつながる食材といえます。たんぱく質や油脂と食べあわせると、さらに効果がアップします。

生活習慣病の予防に積極的に食べたい青菜です。

美味しくいただく栄養のコツ

牛乳アレルギーの人のカルシウム源に

1/2束（約120g）で牛乳1本分のカルシウムが含まれる優秀野菜。牛乳が苦手という方には、うってつけのカルシウム源といえます。

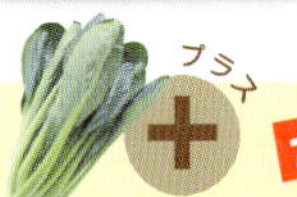

プラス カラダに効く！食べあわせ

組みあわせ	効果	効く症状	おすすめメニュー
＋ほたて	良質たんぱく質と油分をプラス	動脈硬化防止	ほたてとこまつ菜の豆板醤炒め／クリームシチュー
＋じゃこ	カルシウム補給の効率がアップ	骨粗しょう症予防	こまつ菜とじゃことひじき炒め物／煮浸し

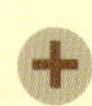

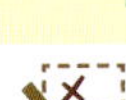

メモ　アクがないため、ほうれんそうの代用として使われています。また、ゆでずに使えるので、ビタミンCの損失もなく、有効にビタミンを摂取することができます。

チンゲンサイ
栄養価の高い中国野菜

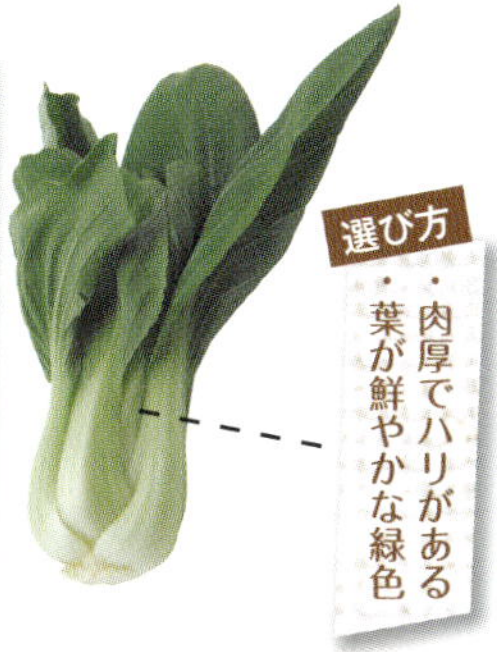

炒めても煮ても美味しい緑黄色野菜

中華料理の定番ですが、洋風料理にもマッチします。栄養成分が豊富な緑黄色野菜で、β-カロチン、ビタミンC・Eなど、抗酸化作用の高いビタミンが豊富で、生活習慣病の予防に効果が期待されます。また、カルシウムや鉄などのミネラルもふんだんです。

栄養と効能

β-カロチン	カルシウム
抗酸化作用	骨粗しょう症予防

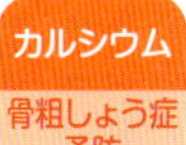
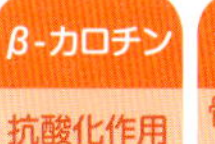

DATA

カロリー
9kcal／100g

保存
湿らせた新聞紙に包み、冷蔵庫へ

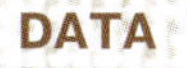
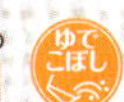

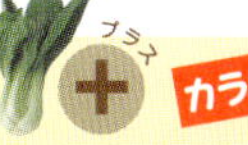

プラス カラダに効く！食べあわせ

組みあわせ	効果	効く症状	おすすめメニュー
＋いか	タウリンをプラス	動脈硬化予防	チンゲンサイといかの中華スープ

春菊
香り成分が胃腸を整える

独特の香りと歯ざわりが美味しさの決め手

特有の香りは、α-ピネン、ベンズアルデヒド、リモネンなどの成分によるもので、胃腸の調子を整える作用があります。β-カロチンやビタミンB_1・B_2・C、鉄分、マグネシウムのほか、高血圧予防に効果的なカリウムが豊富に含まれています。アクがなく鍋物におすすめです。

栄養と効能

α-ピネン	カリウム
胃腸を整える	高血圧予防

DATA

カロリー
22kcal／100g

保存
湿らせた新聞紙に包み、冷蔵庫へ

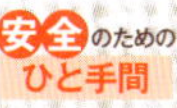
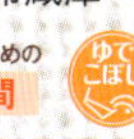

プラス カラダに効く！食べあわせ

組みあわせ	効果	効く症状	おすすめメニュー
＋ゆず	ゆずの酸味で減塩	高血圧予防	春菊のお浸しのゆずしょうゆ風味

ニラ

ビタミンB1と相性抜群 夏バテ予防の味方

栄養と効能

β-カロチン	硫化アリル	硫化アリル
抗酸化作用	血液サラサラ	生理不順

DATA

原産地　東アジア
旬　4～5月、10～11月
カロリー　21kcal／100g
保存　キッチンペーパーに包んでラップをし、冷蔵庫へ

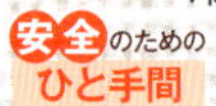

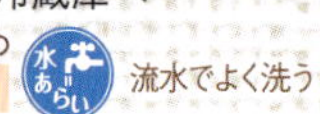

流水でよく洗う

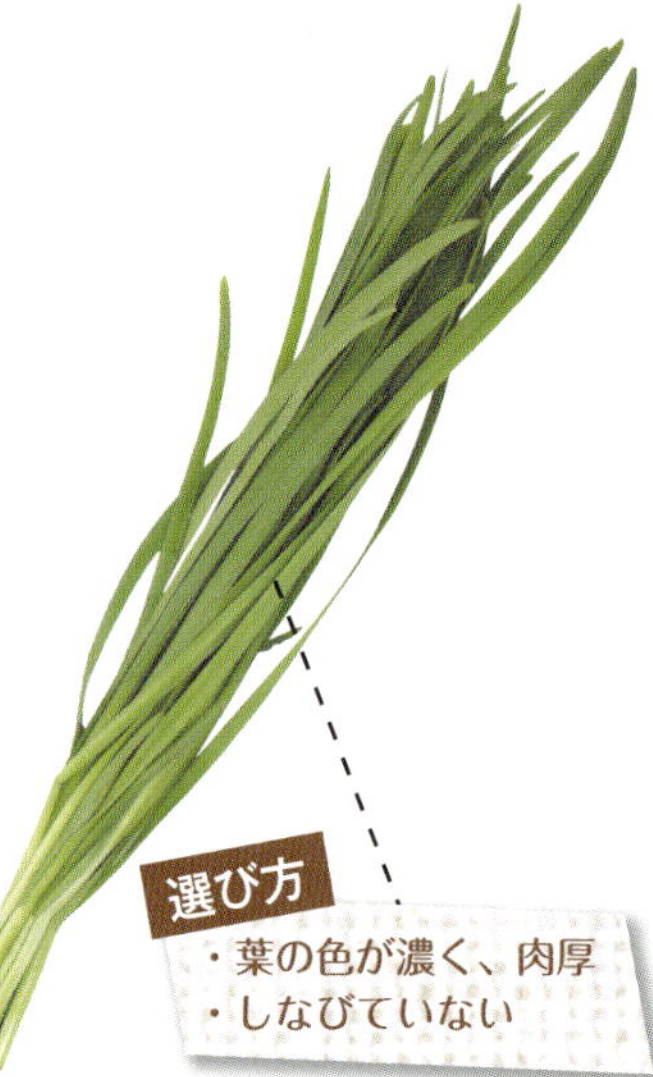

選び方
・葉の色が濃く、肉厚
・しなびていない

栄養豊富なスタミナ野菜

体を温め、血液によいので、古くから薬草として利用されています。β-カロチン、ビタミンB群、カルシウムやカリウムなどが含まれる栄養豊富な緑黄色野菜です。中でも、独特のにおいの成分、硫化アリルは、血液中の血栓を防ぐだけでなく、炭水化物の代謝を促進させるビタミンB_1の働きを高める効果があり、ビタミンB_1の消耗が激しい夏にうってつけの食材です。

においが独特で、敬遠されがちですが血行をよくし、冷え症や生理不順にもよいとされているので、上手に調理して摂取しましょう。

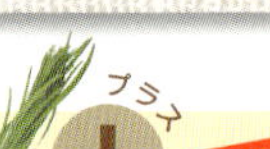

ニラとレバーが相性のよい理由

鉄やビタミンA・B群が豊富に含まれるレバーと、ビタミンB_1の吸収を高める硫化アリルを含むニラの相性は抜群。効率的に栄養が摂れます。

＋（プラス） カラダに効く！食べあわせ

組みあわせ	効果	効く症状	おすすめメニュー
＋かき	血液の材料となる鉄をプラス	貧血予防	ニラとかきの韓国風お好み焼き／しょうゆ炒め
＋豆腐	リノール酸がコレステロール低下を促進	血液サラサラ効果	豆腐とニラのみそ汁、ニラ入りマーボー豆腐

メモ　ニラは傷みやすいため、買ったらできるだけ早く調理し、使い切りましょう。どうしても余ってしまった時は、生のまま食べやすい大きさに切り、冷凍保存するのも手です。

モロヘイヤ

ビタミン豊富な生命力あふれる野菜

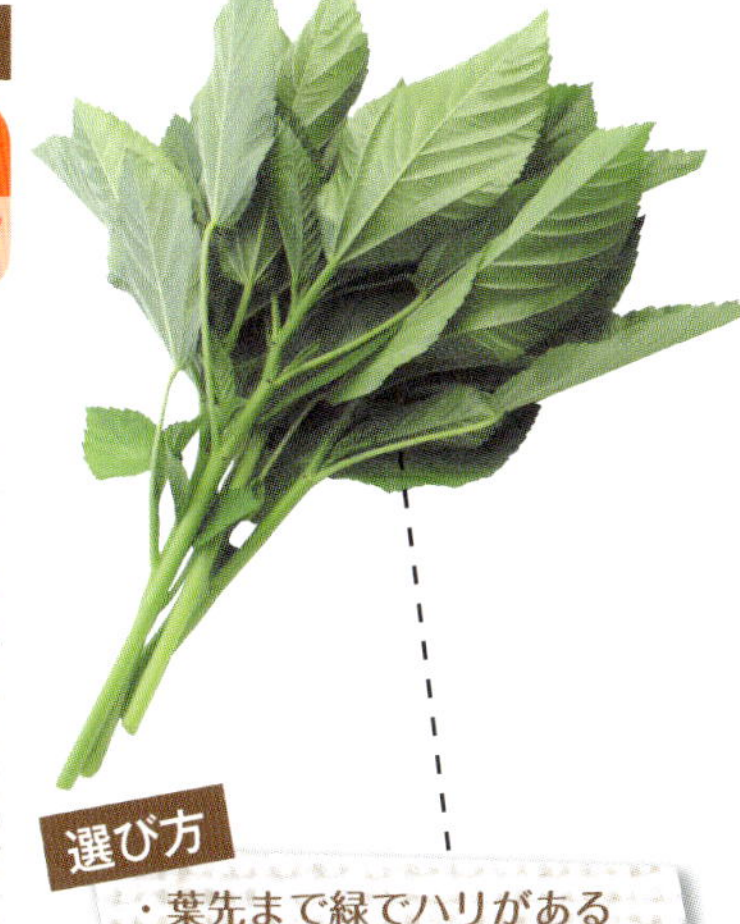

選び方
- 葉先まで緑でハリがある
- 茎が固く、ポキッと折れる

栄養と効能

β-カロチン	ビタミンB_1	ムチン
目の健康	夏バテ解消	コレステロール低下

DATA

原産地	中近東
旬	7～9月
カロリー	38kcal／100g
保存	葉だけを密封容器に入れ、冷蔵か冷蔵

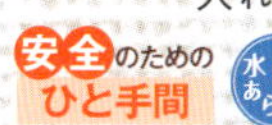

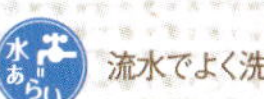

流水でよく洗う

名前の由来は、アラビア語で「王様の野菜」

エジプトの王様が病に伏した時、食べて治したといわれる滋養強壮野菜です。砂漠地帯でも生育する強い生命力を持ちます。栄養価が非常に高く、緑黄色野菜の代表格ほうれんそうと比べてカルシウムは5倍、β-カロチンは2倍、ビタミンB_1・B_2も多く含まれています。

葉を刻むと出るネバネバは、ムチンという成分で、コレステロール低下や血糖値の上昇を抑える効果が認められています。夏場、食欲がない時にスープに仕立てれば、のどごしよくいただけます。

美味しくいただく栄養のコツ

豊富な栄養をさらに効率的に

油と一緒に摂るとβ-カロチンの吸収が上がり、たまねぎやにんにくと組みあわせると、ビタミンB_1を効率的に摂取できます。

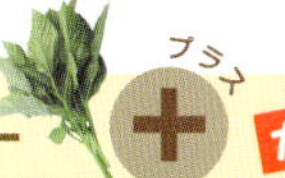

＋（プラス） カラダに効く！食べあわせ

組みあわせ	効果	効く症状	おすすめメニュー
＋ トマト	ビタミン・ミネラルがさらに豊富に	夏バテ予防・解消	モロヘイヤとトマトのスープ／ポン酢お浸し
＋ 厚揚げ	たんぱく質をプラスし栄養バランスアップ	がん予防	モロヘイヤと厚揚げとにんじんの豆板醤炒め

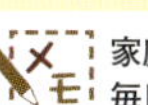

家庭菜園用のプランターで手軽に育てられます。4～6月に植えると、夏場は次々に新しい葉が出て、毎日のようにモロヘイヤ料理を楽しめるほどになります。種やサヤには毒性があるので注意しましょう。

パセリ

食中毒を防ぎ食欲増進

ギリシャ・ローマ時代は貧血や食中毒予防に使用

肉料理の付けあわせとしてお馴染みのハーブ。ビタミンCやβ-カロチン、ビタミンB群を含む栄養豊富な緑黄色野菜です。パセリの独特の香りは、アピオールという成分で、腸内の有害な菌が増えるのを阻止します。また、胃に刺激を与え、消化吸収を助ける働きもあります。

選び方
・葉がちぢれている
・茎がみずみずしい
・色が鮮やかで濃い

栄養と効能

β-カロチン	アピオール
免疫力アップ	食中毒予防

DATA

カロリー
43kcal／100g

保存
ビニール袋に入れ冷蔵庫へ

安全のためのひと手間　水あらい
葉は下に向けて洗う

カラダに効く！ 食べあわせ

組みあわせ	効果	効く症状	おすすめメニュー
＋植物油	β-カロチンの吸収率を強化	疲労回復	パセリの天ぷら、肉の煮込み料理

みつば

独特な香りの和製ハーブ

栄養素はほうれんそう並みに充実

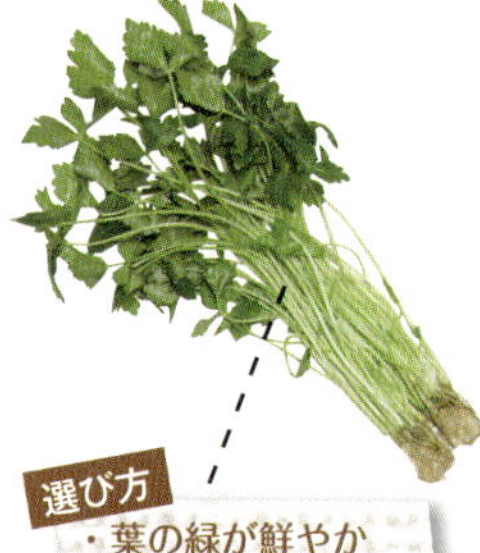

数少ない日本原産の野菜で、独特の香りと味は、日本料理を引き立てます。β-カロチン、ビタミンC、鉄、カルシウムなどを豊富に含んでいます。香り成分のクリプトテーネンとミツバエンは、食欲増進、イライラ予防などに効果があるといわれています。

選び方
・葉の緑が鮮やか
・茎がみずみずしい

栄養と効能

β-カロチン	クリプトテーネン
抗酸化作用	食欲増進・神経鎮静

DATA

カロリー
13kcal／100g

保存
キッチンペーパーに包み、ビニール袋に入れて冷蔵庫へ

安全のためのひと手間　水あらい
流水でていねいに洗う

カラダに効く！ 食べあわせ

組みあわせ	効果	効く症状	おすすめメニュー
＋卵	たんぱく質を補強し栄養バランスアップ	イライラ予防	みつばと豆腐の卵とじ／みつば入りの卵焼き

バジル

イタリア料理の定番ハーブ

独特の芳香があり、サラダやパスタ、トマト料理などに欠かせません。カロテンやビタミンEも豊富。香り成分には、鎮静作用、食欲増進、抗菌作用があります。

効能

鎮静作用
せきを鎮める
食欲増進

コリアンダー

エスニック料理のアクセントに

香菜やパクチーとも呼ばれます。タイ料理でお馴染みのハーブです。精油成分には、気分の高揚、消化促進などの効果があるといわれています。

効能

殺菌作用
消化促進

セージ

肉料理で重宝

ソーセージによく用いられ、肉料理の臭み消しに使われます。精油成分には、強壮、殺菌、精神安定、消化促進などに効果があるといわれています。

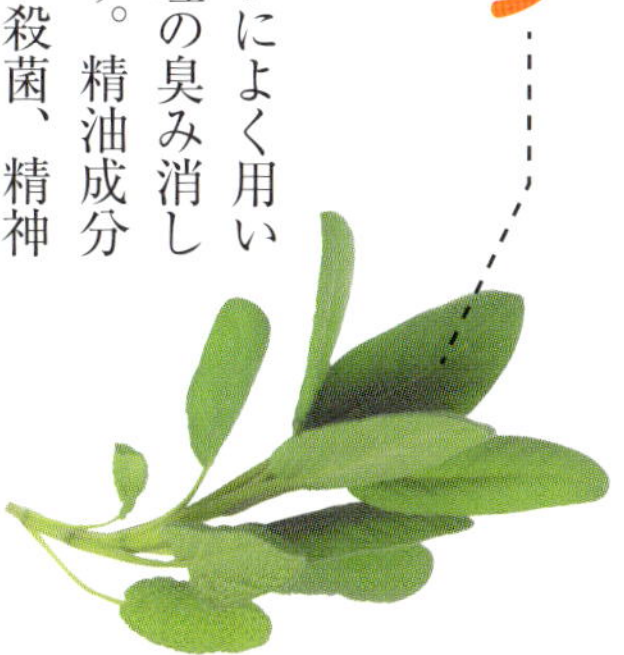

効能

強壮効果
血液浄化
殺菌作用

ローズマリー

甘い香りに抗酸化作用

肉や魚の臭みを抑えるだけでなく、抗酸化作用もあることがわかっています。精油成分は、消化不良や血行不良の改善に効果的です。

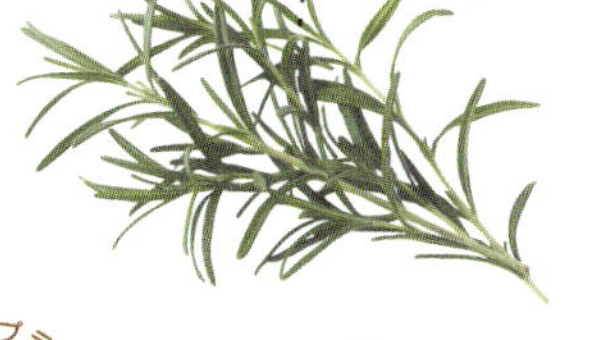

効能

強壮効果
血液浄化
殺菌作用

プラス カラダに効く！ 食べあわせ

	組みあわせ	効果	効く症状	おすすめメニュー
バジル +	くるみ	ビタミンEをさらにプラス	抗酸化作用	バジルとくるみとチーズのカナッペ
コリアンダー +	ニラ	疲労回復を促す硫化アリルをプラス	スタミナアップ	コリアンダーとニラ入りのギョウザ

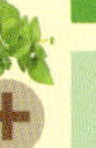

しょうが

血行を促進し体を温める

栄養と効能

ショウガオール	ショウガオール	ジンゲロン
抗酸化作用	脂肪燃焼	殺菌作用

DATA

原産地	中国
旬	6〜8月
カロリー	30kcal／100g
保存	湿らせた新聞紙に包み、常温保存
安全のためのひと手間	保存ビンに入れて水に浸し、保存

選び方

・肉厚でふっくらとしていて固い
・傷がないもの

体を温める薬効の高い食材

中国から伝わり、漢方薬として、また香辛料として古くから使われてきました。独特の辛味はショウガオールとジンゲロンと呼ばれる成分です。発汗作用や血行促進作用、胃液の分泌を促し、食欲を増進させる作用があります。冷え症の改善にも役立ちます。

かぜの引き始めにしょうが湯を飲むとよいとされるのは、体を温め、発熱や鼻づまりなどの症状を和らげる効果があるからです。

また、ジンゲロンには強い殺菌効果があり、魚などの生ものの殺菌やにおい消しにも重宝します。

美味しくいただく栄養のコツ

冷え症の女性におすすめ

血行をよくして、体を芯から温める効果があるので、冷え症の女性にはぴったりです。冬は、紅茶や甘酒に入れれば美味しくいただけます。

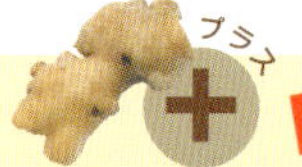

カラダに効く！食べあわせ

	組みあわせ	効果	効く症状	おすすめメニュー
＋	はちみつ 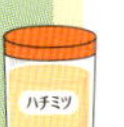	滋養効果の高い成分をプラス	冷え症・かぜ予防	しょうがはちみつ湯、しょうがはちみつ紅茶
＋	魚 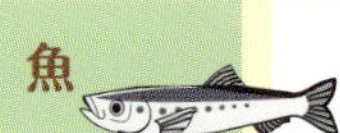	ジンゲロンが殺菌作用を発揮	生もの殺菌・におい消し	かつおやあじのたたき、いわしの煮付け

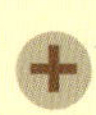

煮魚のにおい消しにしょうがを入れる時は、皮はむかないのがコツです。使いかけのしょうがが余った時には、すりおろして使いやすい分量ごとにラップで包み、冷凍しても保存がききます。

にんにく

香り成分スコルジンがにんにくパワーの源

栄養と効能

アリシン	スコルジン	スコルジン
食中毒予防	スタミナアップ	筋肉疲労回復

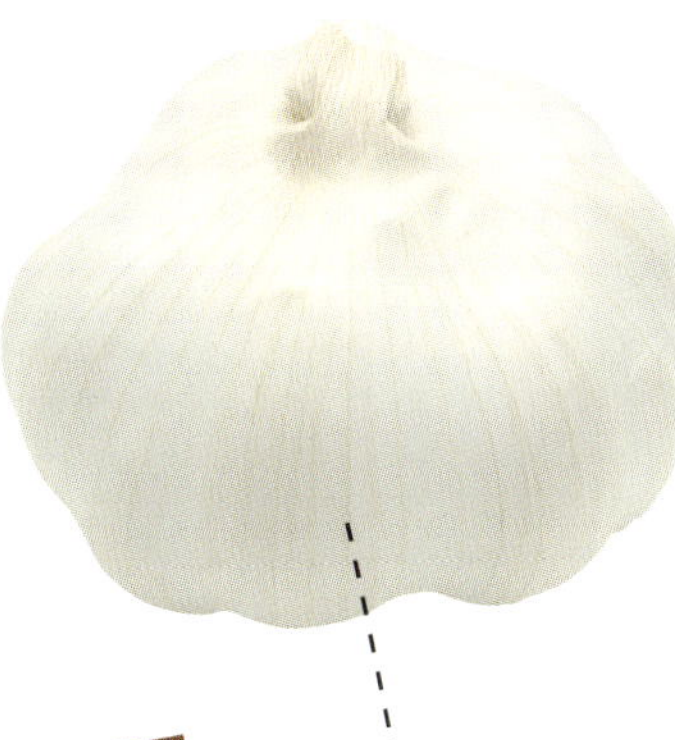

DATA

原産地	中央アジア
旬	5～7月
カロリー	136kcal／100g
保存	風通しのよいところで保存

安全のためのひと手間　緑の芽を取る

選び方
- 白くふっくらとしている
- 重みがあるもの

殺菌作用が強く滋養強壮にも力を発揮

にんにく特有の強いにおいは、アリシンと呼ばれる成分。強力な殺菌作用があり、コレラ菌やチフス菌に抗菌作用を持つほどパワーがあります。

また、ビタミンB_1が豊富に含まれ、アリシンがそのビタミンB_1の吸収利用率を高めるため、疲労回復に効果的です。

無臭のスコルジニンという成分も含まれており、体内に摂り入れた栄養素を効率よくエネルギーに変え、スタミナアップに寄与するほか、血行促進、筋肉の疲労回復など、さまざまな効用があります。

美味しくいただく栄養のコツ

スープや鍋で体を温め、かぜ退治

にんにくには、血行をよくする効果がある上に、ウイルスに対する抗菌力もあるため、かぜ退治には温かい料理で食べるのがおすすめです。

＋（プラス）カラダに効く！食べあわせ

組みあわせ	効果	効く症状	おすすめメニュー
＋パプリカ 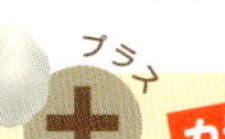	各種ビタミン、ミネラルをプラス	かぜ予防	にんにくと緑黄色野菜とベーコンのスープ
＋ニラ	硫化アリルが血液の循環を促進	冷え症・不眠症予防	にんにくと豚肉とニラの鍋、レバニラ炒め

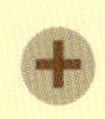

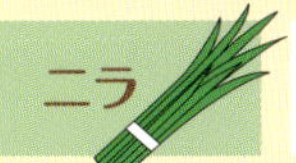

メモ　味噌漬けやしょうゆ漬けなど保存漬けにしておくと、つまみや料理の隠し味に使えて重宝します。生で大量に食べると胃への刺激が強すぎるので、少量ずつ加熱して食べるとよいでしょう。

みょうが

香りに食欲増進作用

夏の食卓に欠かせない和製ハーブ

冷や奴やそうめんの薬味として使えば、さわやかな香りと歯ざわりが食欲をそそります。独特の香りはα-ピネンという成分で、胃の働きを活発にし、夏バテにも有効です。また、発汗を促し、血の流れをよくする作用もあり、解毒作用もあるといわれています。

選び方
・傷がなく色ツヤがよい
・丸みがあり締まっている

栄養と効能

α-ピネン	α-ピネン
食欲増進	血行促進

DATA

カロリー
12kcal／100g

保存
湿らせた新聞紙で包み、冷蔵。丸のまま冷凍も可

安全のためのひと手間

水でよく洗う

＋カラダに効く！食べあわせ

組みあわせ	効果	効く症状	おすすめメニュー
＋うなぎ	ビタミンA・B群をプラス	夏バテ予防	みょうがご飯のうなぎの蒲焼まぶし

しそ

小さな葉に強力な殺菌作用

さっぱりとした味わいの和食の名脇役

薬味の定番、しそ。その独特な香りは、ペリルアルデヒドと呼ばれる精油成分で強い防腐作用があります。刺し身などにしそが添えられるのは、味を引き立てるだけでなく、食中毒予防の意味合いもあるのです。また、精神を安定させる効果があるともいわれています。

青じそ
別名「大葉」。本来、しそとは赤じそを指す。青じそは赤じその変種。

栄養と効能

ペリルアルデヒド	β-カロチン
食中毒予防	抗酸化作用

DATA

カロリー
37kcal／100g

保存
湿らせた新聞紙で包み、ビニール袋に入れて冷蔵

安全のためのひと手間 水あらい
1枚1枚ていねいに洗う

＋カラダに効く！食べあわせ

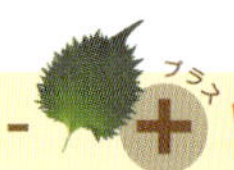

組みあわせ	効果	効く症状	おすすめメニュー
＋いわし	たんぱく質を補強・防腐作用	ボケ防止	しそとたまねぎといわしの冷製パスタ

こんにゃく

たっぷりの食物繊維で腸内の大掃除

栄養と効能

食物繊維	食物繊維	食物繊維
便秘解消	生活習慣病予防	肥満予防

DATA

- **原産地** インドシナ半島（こんにゃくいも）
- **カロリー** 5kcal／100g（精粉こんにゃく）
- **保存** 水を張った容器に入れ、冷蔵庫で保存

安全のためのひと手間 石灰水に漬けてあるものは熱湯をぐらぐらせて臭みを取る

板こんにゃく
こんにゃくいもから作られる。ほかにも糸こんにゃく、さしみこんにゃくなどがある。

低カロリーでダイエットの味方

こんにゃくいもを原料として作られるこんにゃく。97％は水分で栄養価はほとんどなく、低カロリー食品として知られていますが、食物繊維のグルコマンナンが豊富に含まれています。グルコマンナンは、体内の消化酵素では分解されず、水分を含むとふくらんで胃や腸を刺激し、腸内の有害物質を吸着して排出します。この作用で、便秘や大腸がんを予防します。

また、血糖値やコレステロール値の上昇を抑える効果もあるため、糖尿病や生活習慣病の予防によいといわれています。

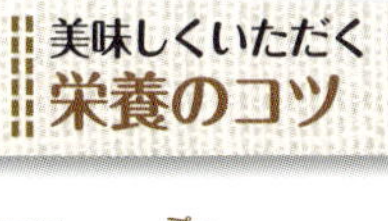

こんにゃくで肥満防止
カロリー控え目の食事なら、食材にこんにゃくをプラス。かみごたえがあって満腹感もあり、カロリーを上げずに料理のかさを増やせます。

＋（プラス） カラダに効く！食べあわせ

組みあわせ	効果	効く症状	おすすめメニュー
＋ ごぼう	食物繊維をさらにプラス	便秘解消	ごぼうとにんじんとこんにゃくの炒め煮
＋ こんぶ	食物繊維やカリウムをプラス	生活習慣病予防	おでん（こんにゃく、こんぶ、だいこん、卵）

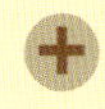

最近は、こんにゃくを原料にしたパスタや麺、こんにゃく米など加工品がたくさん出回っています。肥満や生活習慣病が気になる方は、上手に食事に取り入れて、食物繊維の摂取を増やしましょう。

わかめ
手軽に摂れるマグネシウム源

ヨウ素の働きで基礎代謝を活発に

マグネシウム不足は神経過敏や筋肉の痙攣（けいれん）などを起こします。マグネシウムが豊富なわかめはこれらの症状を緩和するといわれています。また、わかめに含まれるヨウ素は基礎代謝を活発にし、精神安定にもよいとされています。カリウムも豊富で高血圧予防にも効果的です。

選び方
- 厚みと弾力性がある
- ツヤがよいもの

栄養と効能

食物繊維	マグネシウム
便秘解消	イライラ解消

DATA

カロリー
16kcal／100g

保存
冷蔵庫で保存

安全のためのひと手間
日持ちが悪いので2～3日で食べ切る

＋（プラス）カラダに効く！食べあわせ

組みあわせ	効果	効く症状	おすすめメニュー
＋厚揚げ	良質たんぱく質をプラス	白髪予防	わかめと厚揚げの煮物／みそ汁

こんぶ
栄養、うまみが詰まった海の幸

不足しがちなミネラルの宝庫

うまみ成分グルタミン酸を多く含み、和食のだしとして欠かせないこんぶは、煮物の具材としても重宝します。ヨウ素、カリウム、鉄、カルシウムのほかにマグネシウム、銅、セレンなどの微量ミネラルや食物繊維を豊富に含み、高血圧や糖尿病の予防、便秘の改善に効果的です。

選び方
- 厚みと弾力性がある
- ツヤがよいもの

栄養と効能

アルギン酸	フコイダン
血圧を下げる	免疫力回復

DATA

カロリー
145kcal／100g
（素干し真こんぶ）

保存
乾物は密閉容器で常温保存。長期保存は冷蔵庫へ

安全のためのひと手間
使う前に表面を拭く

＋（プラス）カラダに効く！食べあわせ

組みあわせ	効果	効く症状	おすすめメニュー
＋豚肉	たんぱく質を補強し栄養バランスアップ	夏バテ予防	豚肉とねぎと塩こんぶの炒め物

もずく

U-フコイダンを豊富に含む

食物繊維、β-カロチンに加えて、がん細胞を自己消滅に導き、抗菌・抗コレステロール作用があると注目されるU-フコイダンが豊富です。

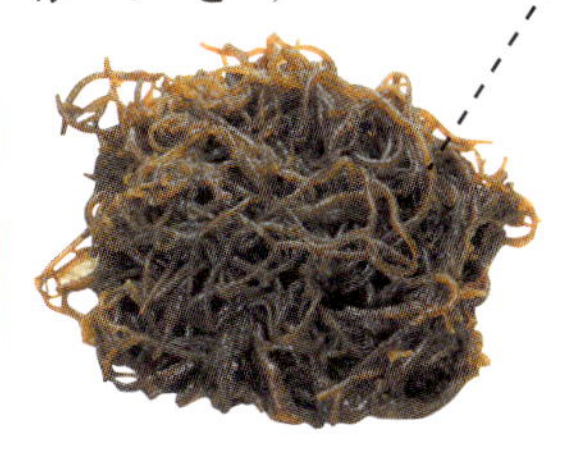

栄養と効能
- U-フコイダン
- がん予防

ひじき

低カロリーのカルシウム源

鉄分やカルシウム、食物繊維が豊富。低カロリーで、肥満が心配な人におすすめです。たんぱく質やビタミンCとあわせて摂取しましょう。

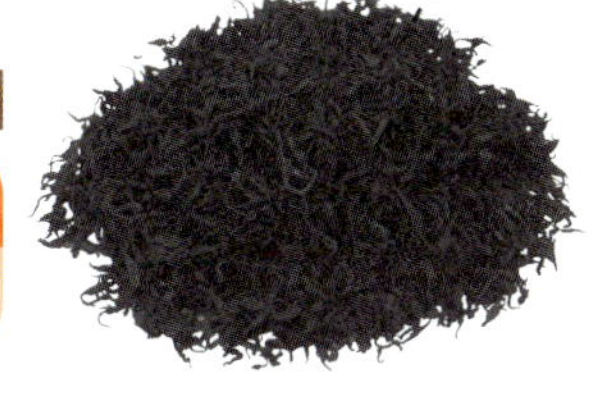

栄養と効能
- 鉄分
- 貧血予防

めかぶ

ぬめり成分が免疫機能を向上

特有のぬめりは、フコイダンやアルギン酸、食物繊維によるもの。がん予防や免疫機能の向上のほか、口臭・白髪予防にも効果的です。

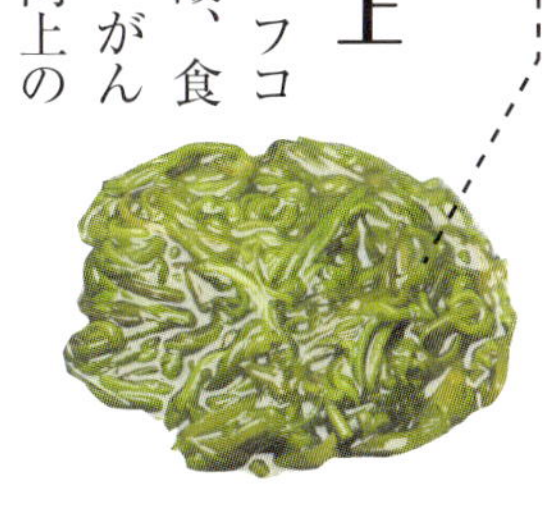

栄養と効能
- アルギン酸
- 代謝アップ

のり

栄養豊富で手軽な健康食品

β-カロチンやミネラルの宝庫でうまみ成分も含有。成長期の子どもに欠かせないアルギニンというアミノ酸が多いのも特徴です。

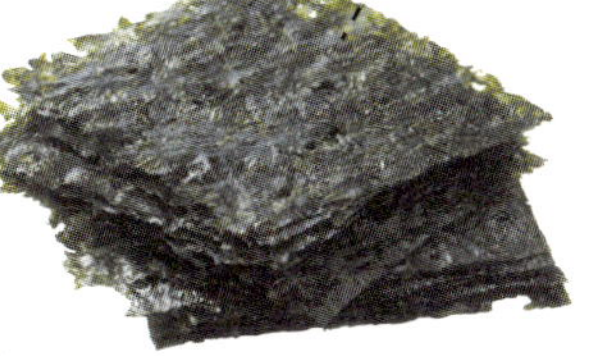

栄養と効能
- β-カロチン
- 免疫力アップ

＋（プラス） カラダに効く！ 食べあわせ

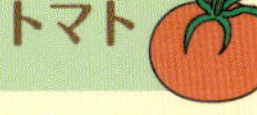

	組みあわせ	効果	効く症状	おすすめメニュー
ひじき ＋	トマト	ビタミンCが鉄の吸収をアップ	貧血予防	ひじきとたことトマトのサラダ
めかぶ ＋	納豆	ネバネバ成分をプラス	若さを保つ	めかぶと納豆と生卵のどんぶり

卵 食品中最高のたんぱく価

栄養と効能

たんぱく質	レチノール	ビタミンB_2
疲労回復	体力増強	肌荒れ解消

DATA

カロリー 151kcal／100g

保存 とがったほうを下にして冷蔵

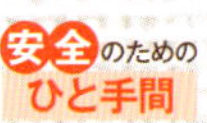
安全のためのひと手間 生で食べるなら新鮮なうちに、しっかり加熱すればサルモネラ菌は全滅

選び方

・光をかざすと透けて見える
・殻の表面にざらつきがある

アミノ酸バランスのよい完全栄養食品

昔から子どもや病人に欠かせない栄養食品として定評があります。卵が完全食品と呼ばれるのは、体をつくるのに必要な栄養素のうち、ビタミンCと食物繊維以外のものが全て含まれ、たんぱく質のアミノ酸組成が理想的なバランスだからです。体への吸収率も優れていて半熟の状態がベストです。

主成分はたんぱく質と脂質になります。卵白にはビタミンB_2、卵黄にはビタミンA（レチノール）やビタミンB_2などが含まれ、免疫力アップや体力回復、老化やボケ防止などが期待できます。

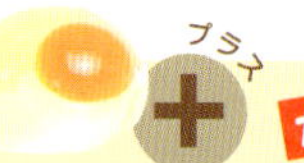
美味しくいただく栄養のコツ

不足するビタミンCをプラス

卵に不足するビタミンCや食物繊維を含む食材と組みあわせて食べましょう。これで、まんべんなく栄養素を摂れます。

＋（プラス） カラダに効く！食べあわせ

組みあわせ	効果	効く症状	おすすめメニュー
＋ じゃがいも	不足するビタミンCをプラス	健やかな髪・爪をつくる	じゃがいもとトマト入りスペイン風オムレツ
＋ きのこ	不足する食物繊維をプラス	美肌づくり	きのこの卵とじ丼、きのこ入り卵焼き

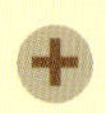

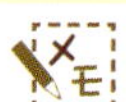

固ゆでにすると消化しにくくなります。胃腸が弱っていたり、体調が悪い時には、半熟卵や温泉卵でいただくのがおすすめです。ビタミンCが豊富な野菜や果物と一緒に摂ると効果的です。

牛乳
消化吸収率トップのカルシウム源

栄養と効能

カルシウム	ビタミンB2	たんぱく質
骨を丈夫に	動脈硬化予防	ストレス緩和

DATA

種類 作り方によって、大きく6つに分けられ、牛乳、成分調整牛乳、低脂肪牛乳、無脂肪牛乳、加工乳、乳飲料がある

カロリー 67kcal／100g

保存 冷蔵

安全のためのひと手間 開封したら早めに飲む

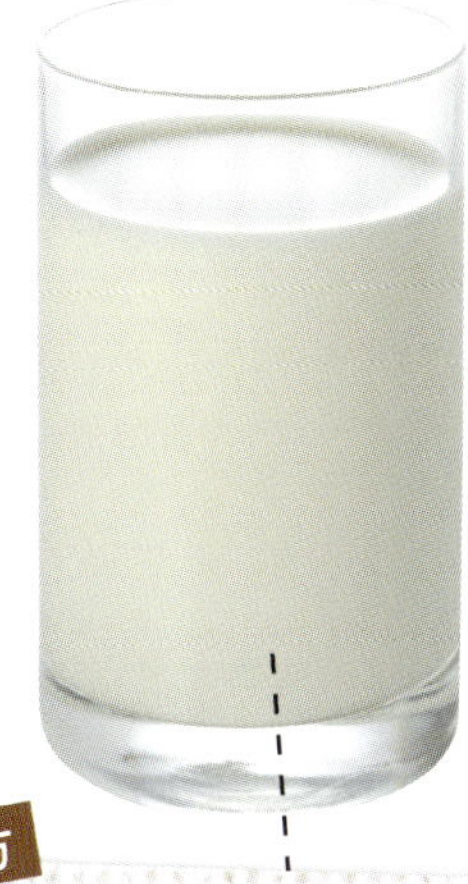

選び方
- 賞味期限を確かめて選ぶ
- 開封後はなるべく早めに飲む

骨粗しょう症予防の強い味方

カルシウム含有量が、100gあたり110㎎と群を抜いています。注目すべきは、イライラの解消や骨や歯を丈夫にするカルシウムの消化吸収率が食品中もっともよいことです。

成分の約85％は水分です。カルシウムだけでなく、アミノ酸組成が優れている良質のたんぱく質、消化しやすい乳化脂肪、ビタミンB2やリンなど、各栄養素もバランスよく含んでいますが、唯一ビタミンCは含まれていません。野菜や果物なども一緒に摂って、ビタミンCを補給するとよいでしょう。

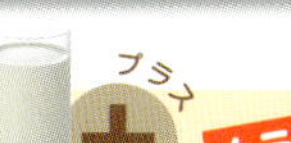

美味しくいただく栄養のコツ

マグネシウムも忘れずに摂取

マグネシウムが不足すると、カルシウムを摂っても有効に働きません。牛乳と一緒にマグネシウムの多い食品も摂るとよいでしょう。

＋（プラス）カラダに効く！食べあわせ

組みあわせ	効果	効く症状	おすすめメニュー
＋ 鶏肉	ビタミンB2にたんぱく質をプラス	皮膚の健康維持	鶏肉とブロッコリーとにんじんのミルク煮
＋ さけ	ビタミンDがカルシウムの吸収促進	骨粗しょう症予防	さけときのこのホワイトシチュー、さけのスープパスタ

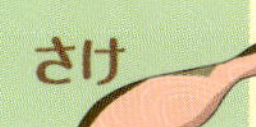

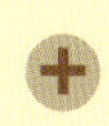

メモ 丈夫な骨をつくるには、カルシウムの摂取だけでなく、適度な運動が必要です。運動により、骨に刺激が加わり血流が増え、骨の形成によい影響を与えます。

チーズ

牛乳の栄養が凝縮されたコンパクトな栄養食品

栄養と効能

たんぱく質	カルシウム	ビタミンB_2
体をつくる	骨を丈夫に	美肌効果

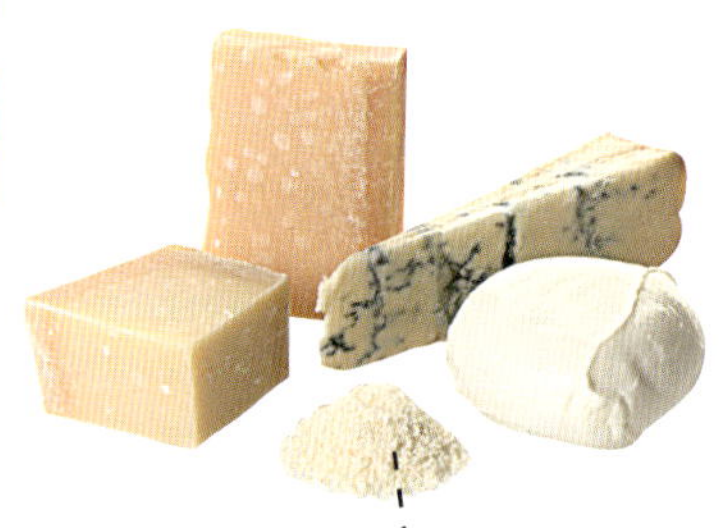

DATA

種類 フレッシュチーズ、青カビチーズ、白カビチーズ、ウォッシュチーズ、シェーブルチーズ、ハード・セミハードチーズ、プロセスチーズなどがある

カロリー 339kcal／100g（プロセスチーズ）

保存 冷蔵

選び方

・種類が豊富で、賞味期限や食べ頃はそれぞれに違うので確認

吸収率の高いカルシウムもたっぷり

種類が豊富で、大別すると、牛や羊などの乳を乳酸菌や酵素の働きで発酵させた「ナチュラルチーズ」と、数種類のナチュラルチーズを加熱・加工した「プロセスチーズ」に分類されます。

主成分は、たんぱく質と脂質です。たんぱく質は、チーズ1切れが、牛乳カップ2分の1に匹敵、消化吸収率は牛乳よりも優れているという栄養食品です。ビタミンA・B群、カルシウム、リンのほかにもアミノ酸のひとつで強肝作用のあるメチオニンも含まれており、お酒のつまみにも最適な食品です。

美味しくいただく栄養のコツ

効果的な組みあわせ方

チーズのビタミンAに、ビタミンCとEを組みあわせるとがん予防、チーズのビタミンB_2にEを組みあわせると動脈硬化の予防が期待できます。

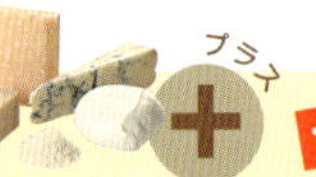

＋（プラス） カラダに効く！食べあわせ

組みあわせ	効果	効く症状	おすすめメニュー
＋ のり	β-カロチン、カリウムをプラス	生活習慣病予防	スライスチーズののり巻き、のりチーズトースト
＋ さつまいも	ビタミンCをプラス	ストレス対策	さつまいもとオレンジのチーズ焼き

メモ チーズは体を温める作用があるので、冷え症の女性にはおすすめです。チーズフォンデュで温野菜と一緒にいただくと、栄養価はこの上ないほど高まります。

ヨーグルト

乳酸菌が腸内環境を整える

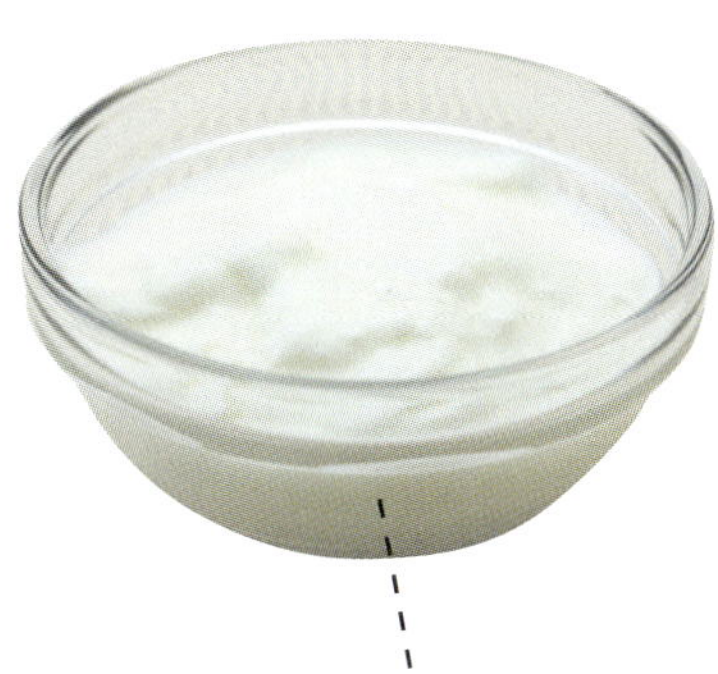

栄養と効能

カルシウム	ビフィズス菌	乳酸菌
骨粗しょう症予防	腸内環境を整える	腸内環境を整える

DATA

種類 一般的に5つに分けられプレーンヨーグルト、ハードヨーグルト、ドリンクヨーグルト、ソフトヨーグルト、フローズンヨーグルトがある

カロリー 62kcal／100g

保存 しっかりフタをして冷蔵

選び方

・作用の違う機能性ヨーグルトの中から、自分に必要な菌を選ぶとよい

乳酸菌が腸内の善玉菌を増やす

牛乳にビフィズス菌やブルガリア菌などの乳酸菌を加え、発酵させたものがヨーグルトです。発酵の過程でたんぱく質や脂質が乳酸菌によって分解され、より消化吸収されやすくなります。乳酸菌には腸内の善玉菌を増やして悪玉菌を減らし、腸内環境を整える働きがあります。

コレステロールの吸収を抑え、減少させる働きのほかに、豊富に含まれるカルシウムも乳酸菌の働きによって吸収されやすくなり、イライラの解消や骨粗しょう症の予防に効果的といわれています。

美味しくいただく栄養のコツ

ヨーグルトの効果的な食べあわせ

ヨーグルトに含まれないビタミンCやオリゴ糖、食物繊維を含む食材が効果的。ビタミンCたっぷりの果物は味の点でも相性抜群です。

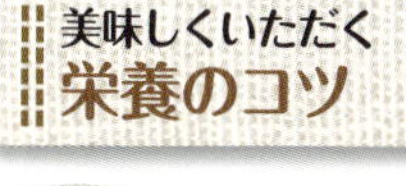

＋（プラス） カラダに効く！食べあわせ

組みあわせ	効果	効く症状	おすすめメニュー
＋グレープフルーツ	カルシウムの吸収にビタミンCをプラス	骨粗しょう症予防	ヨーグルトのフルーツミックス
＋カシューナッツ	ビタミンEをプラス	動脈硬化予防	えびとナッツのヨーグルト入りカレー

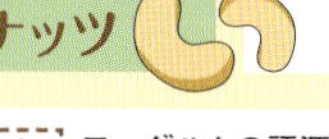

メモ ヨーグルトの語源は、トルコ語で「濃厚にする」という意味。長寿者の多いブルガリアで古くからヨーグルトが常食されていることが研究発表されてから、長寿食として人気になりました。

精白米

主食に良質なエネルギー源

日本人が主食にしているのは、ジャポニカ米の中のうるち米。米粒が短く丸みを帯び、炊くと粘りとつやが出る。

日本型食生活の基本となる主食

日本人の主食であるごはんは、胃腸への負担も少なく、良質なエネルギー源でもあり、植物性たんぱく質の補給源でもあります。

ごはんだけでは栄養が偏るため、炊き込みご飯にしたり、主菜と副菜を加えた栄養バランスのよい定食スタイルの献立を心がけましょう。

栄養と効能

たんぱく質	炭水化物
疲労回復	エネルギー源

DATA

カロリー
358kcal／100g

保存
湿気の少ない冷暗所でふたつき容器に保存する

安全のためのひと手間
有機農法、無農薬米を選ぶ。よく研ぐ

＋カラダに効く！食べあわせ

組みあわせ	効果	効く症状	おすすめメニュー
＋にんじん	各種ビタミンやβ-カロテンを補完	免疫力アップ	鶏肉とにんじんとごぼうの炊き込みご飯

玄米

白米にはない栄養素の宝庫

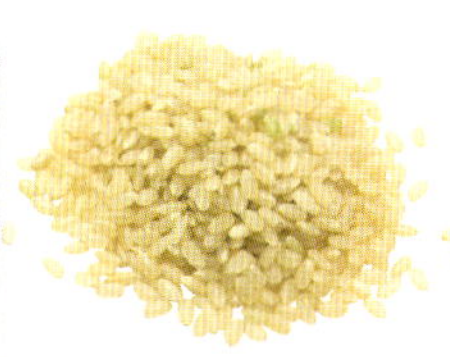

収穫した米のもみ殻を外したものが玄米。さらに精米し、胚芽とぬか（果皮、種皮、糊粉層）を外すと白米になる。

ビタミンB1が糖の分解を助ける

栄養成分が集中する胚芽と種皮を残しているため、白米に比べてビタミンB1・E、食物繊維は5倍以上、B2は2倍、鉄、リンは2倍以上という栄養バランスの優れた食品です。

疲労回復や脳の活性化を促し、動脈硬化をはじめとする生活習慣病予防によいといわれています。

栄養と効能

ビタミンE	食物繊維
老化防止	腸をきれいに

DATA

カロリー
353kcal／100g

保存
湿気の少ない冷暗所でふたつき容器に保存する

安全のためのひと手間
有機農法、無農薬米を選ぶ。よく研ぐ

＋カラダに効く！食べあわせ

組みあわせ	効果	効く症状	おすすめメニュー
＋チーズ	たんぱく質を補強し栄養バランスアップ	生活習慣病予防	玄米とおかかとチーズのおにぎり

あわ

米の2倍以上のビタミンB_1・B_2

たんぱく質が10％と多く含まれ、脂質、ビタミンB_1・B_2も精白米の2倍以上を含みます。

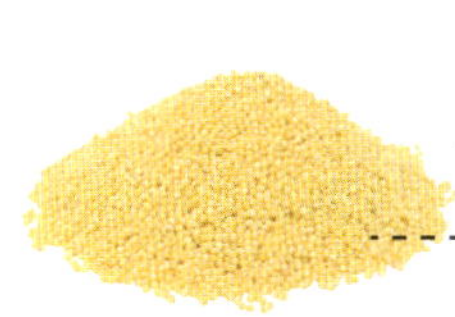

栄養と効能
- 食物繊維：便秘解消

きび

栄養バランスの優れた雑穀

雑穀米にブレンドされている多くはもちきびです。ビタミンB群やカリウムを含みます。

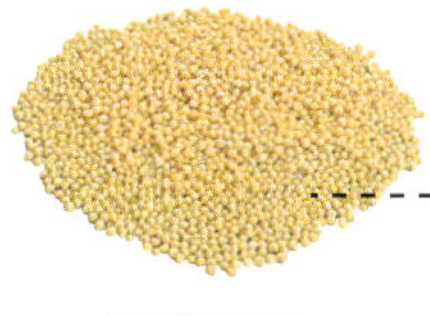

栄養と効能
- カリウム：高血圧予防

ひえ

カルシウムは米の1・4倍

栄養分はあわと似ており、たんぱく質が特に多く、ビタミンB_1・B_2、脂質も多く含まれます。

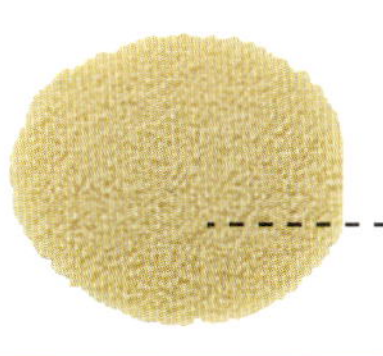

栄養と効能
- 食物繊維：腸をきれいに

はと麦

たんぱく質や脂質がたっぷり

精白粒でもたんぱく質は精白米の2倍、脂質は1・4倍と、穀類の中でも含有量が多めです。

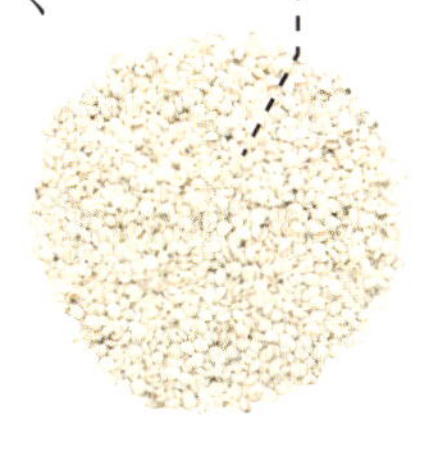

栄養と効能
- たんぱく質：肌を整える

大麦（押し麦）

豊富な食物繊維が便通を整える

食物繊維が精白米の約20倍も含まれ、大腸がん予防や便秘の解消に効果的といわれています。

栄養と効能
- 食物繊維：便秘解消

＋（プラス） カラダに効く！ 食べあわせ

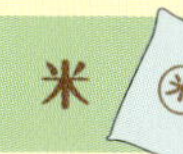

組みあわせ	効果	効く症状	おすすめメニュー
あわ＋米	ビタミンB_1がでんぷんの消化を促進	夏バテ予防	もちあわ入り中華がゆ（鶏ささみと貝柱を使用）
大麦＋牛肉	たんぱく質に食物繊維をプラス	便秘解消	大麦入りハンバーグ、大麦入りビーフストロガノフ

大豆
畑の肉といわれる良質たんぱく源

栄養と効能

レシチン	大豆サポニン	大豆イソフラボン
ボケ防止	動脈硬化予防	更年期障害対策

DATA

原産地	中国
旬	10～11月
カロリー	422kcal／100g
保存	直射日光を避け、湿気のないところに保存

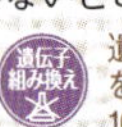

安全のためのひと手間　遺伝子組み換えを避けて、国産100%を選ぶ

選び方
・粒が揃っていて色つやがよい
・皮の破れがない

レシチンやサポニンなど注目の有効成分が豊富

豆腐、納豆の原材料になる大豆は、たんぱく質や植物性脂肪、カルシウムが含まれ、古くから貴重な栄養源として食べられてきました。脂質の大部分を占めるリノール酸は、血中のコレステロールを低下させ、血液のめぐりをよくします。脳細胞の栄養となるレシチン、コレステロールを下げる大豆サポニンなど、生活習慣病や老化防止によい効果的な成分がたくさん含まれます。

女性ホルモンと似たような働きをする女性疾患に効果的な大豆イソフラボンが注目されています。

美味しくいただく栄養のコツ

しっかり加熱して食べる

栄養成分が豊富にもかかわらず、消化しにくいのが難点。消化酵素の働きを阻害する物質が大豆に含まれるためで、加熱するとなくなります。

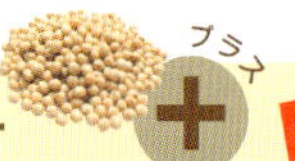

＋（プラス）カラダに効く！食べあわせ

組みあわせ	効果	効く症状	おすすめメニュー
＋さけ	脳機能を高めるDHAをプラス	脳細胞を活性化	大豆とさけときのこの粕汁、さけと大豆の煮物
＋にんじん	ビタミンEに各種ビタミンを補完	若返り	大豆と緑黄色野菜のミネストローネスープ

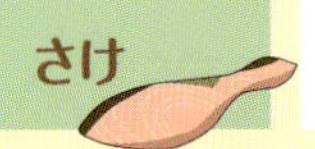

メモ　超簡単煮大豆の作り方：熱湯を入れた保温ポットに洗った大豆（ポットの1/3以下）を入れ、30分置いた後、湯を捨てて再び熱湯をそそぎます。そのまま一晩置くと煮大豆のできあがり。

豆腐
消化のよい大豆の栄養ぎっしり

栄養と効能

フェニルアラニン	カルシウム	大豆オリゴ糖
疲労回復	イライラ解消	便秘解消

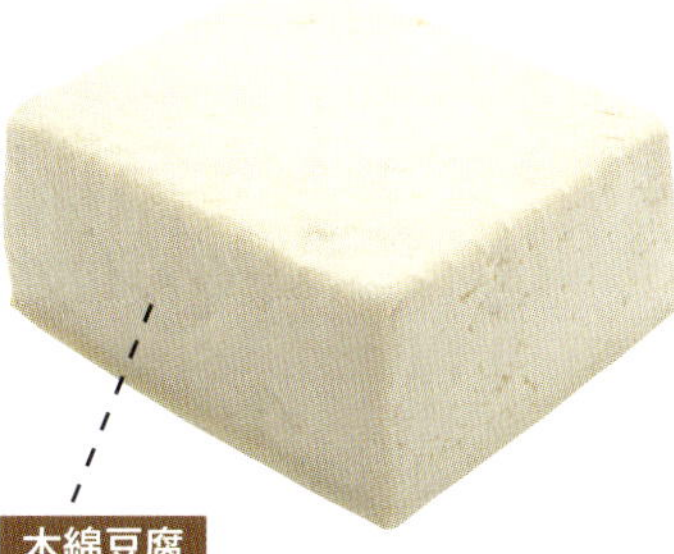

木綿豆腐
豆乳とにがりを混ぜ合わせたものをくずして容器に入れ、木綿布で水分をこした豆腐。たんぱく質、カルシウムが多い。

絹ごし豆腐
豆乳とにがりを混ぜたものをそのまま容器に入れて、固めたもの。カリウム、ビタミンB_1が豊富。

DATA

原産地 日本
カロリー 72kcal／100g（木綿）
56kcal／100g（絹）
保存 豆腐がひたひたに浸かるくらいの水を張った器に入れ替えて冷蔵庫で保存

健康維持に欠かせない有効成分の宝庫

「畑の肉」といわれる大豆の栄養素を手軽に摂れる優れた食品です。必須アミノ酸をバランスよく含むたんぱく質で、フェニルアラニン、リジン、トリプトファンなどは抗ストレスや疲労回復に効果的といわれています。

そのほかにも、コレステロールの低下を促すリノール酸をはじめとして、ビタミンB_1・E、亜鉛、カルシウム、カリウムが豊富で、有効成分の宝庫といっていいでしょう。

生活習慣病や老化防止によい、健康維持に欠かせない食材です。

美味しくいただく栄養のコツ

かつお節は栄養を引き出すパートナー
ビタミンDを豊富に含むかつお節をかけると、豆腐のカルシウムの吸収率がアップします。冷や奴や湯豆腐の薬味に最適です。

＋（プラス）カラダに効く！食べあわせ

	組みあわせ	効果	効く症状	おすすめメニュー
＋	酢	カルシウムに酸味をプラス	骨の強化	薬味ソースがけ中華風冷や奴、豆腐の黒酢あんかけ
＋	春菊 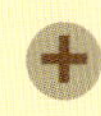	亜鉛にビタミンCをプラス	抜け毛予防	豆腐と春菊とかきのポン酢鍋

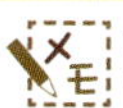
メモ　豆腐は比較的傷みやすい食品なので、保存用の水が古くなると傷んでしまいます。水は毎日かえてください。

納豆

ナットウキナーゼが血栓を予防

選び方
・製造から時間が経つと発酵が進みすぎるため、日付の新しいものを選ぶ

栄養と効能

ビタミンB_2	ナットウキナーゼ
美容効果	血栓予防

DATA

カロリー
200kcal／100g

保存
冷蔵

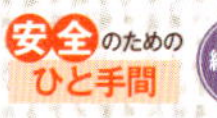

遺伝組み換え大豆を避ける

大豆以上の栄養を持つ優れた発酵食品

蒸し大豆を納豆菌で発酵させた納豆は、大豆のビタミンEをはじめとした栄養成分を増幅させ、ビタミンB_2はゆで大豆の5倍にもなります。納豆菌によって作られたナットウキナーゼは血栓を溶かす働きがあり、脳卒中や心筋梗塞を予防するという作用があります。

＋カラダに効く！食べあわせ

組みあわせ	効果	効く症状	おすすめメニュー
＋じゃがいも	ビタミンＣをプラス	美肌効果	揚げじゃがいもの納豆和え、納豆ポテトグラタン

豆乳

ヘルシーな大豆栄養ドリンク

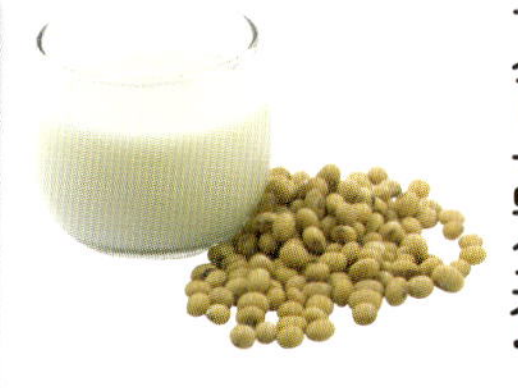
大豆固形分の含有量により「豆乳」「調整豆乳」「豆乳飲料」の３つに分けられる。

栄養と効能

イソフラボン	オリゴ糖
アンチエイジング	腸内をきれいに

DATA

カロリー
46kcal／100g

保存
冷蔵

遺伝子組み換え大豆が原料のものは避ける

豆腐を固める前工程の液体が豆乳

大豆をゆでてしぼった液体が豆乳です。たんぱく質、カリウム、イソフラボンなど、大豆の栄養がもっとも吸収しやすい形で摂れる優れた健康飲料です。

　大豆特有のえぐみや青臭さを取り除き、飲みやすくした「調整豆乳」「豆乳飲料」などが多く出ています。

＋カラダに効く！食べあわせ

組みあわせ	効果	効く症状	おすすめメニュー
＋バナナ	イソフラボンにカリウム、オリゴ糖をプラス	更年期障害対策	豆乳とバナナときな粉のミックスジュース

金時豆

ビタミンB群と食物繊維が豊富

いんげん豆の代表品種で、赤紫色とホクホクとした味わいが特徴。主成分は炭水化物とたんぱく質。ビタミンB群やカルシウム、鉄も豊富です。

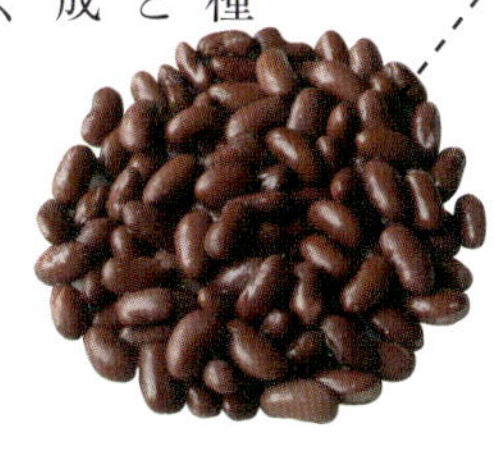

栄養と効能

食物繊維

有害物質の排泄

うずら豆

幅広い料理に使いやすい豆

いんげん豆の一種。皮の模様がうずらの卵に似ているのが名前の由来です。甘煮も美味しいですが、肉類とあうので煮込み料理に重宝します。

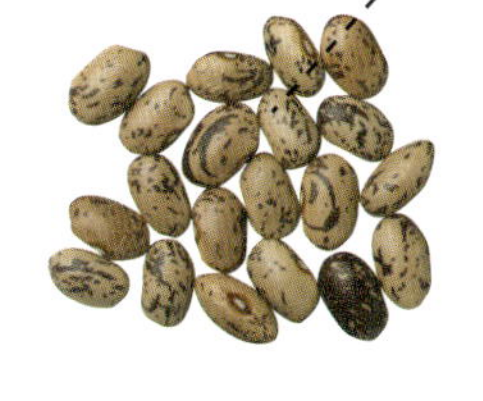

栄養と効能

ビタミンB_1

精神安定

青えんどう

さやえんどうの完熟豆

完熟グリーンピースを乾燥させると青えんどうになります。ビタミンB_1やB_2、カルシウムが豊富で、和菓子ではうぐいすあんの材料となります。

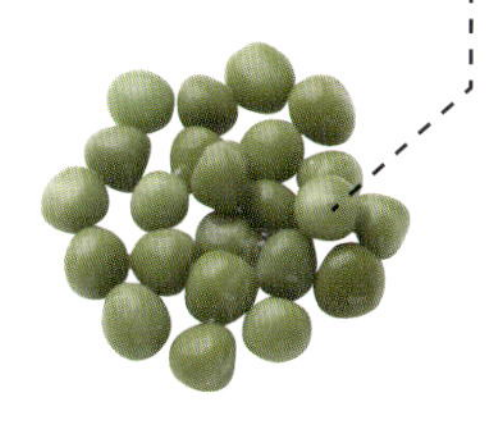

栄養と効能

ビタミンB_1

疲労回復

小豆

利尿効果でむくみを改善

赤飯や和菓子のあんこに使われる小豆。ビタミンB_1とカリウム、食物繊維が豊富です。外皮に含まれるサポニンは、むくみ解消に効果的です。

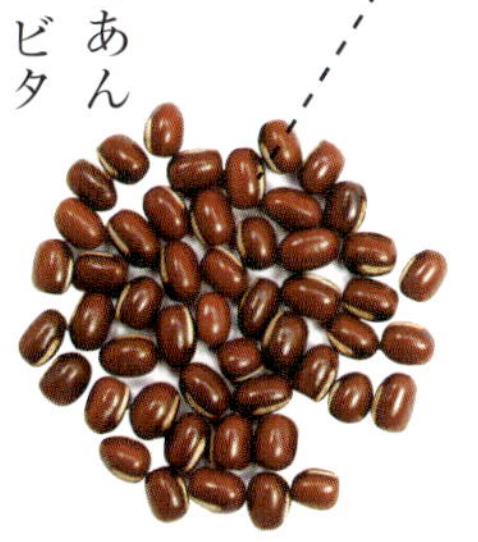

栄養と効能

カリウム

むくみ解消

＋（プラス） カラダに効く！ 食べあわせ

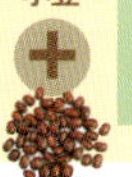

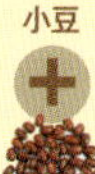

	組みあわせ	効果	効く症状	おすすめメニュー
うずら豆＋	牛肉 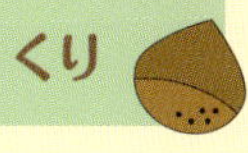	良質植物性たんぱく質をプラス	老化防止	うずら豆のビーフシチュー
小豆＋	くり	ビタミンB_1をプラス	疲労回復	小豆とくり入りお粥、小豆とくりの炊き込みご飯

そば

ルチンが動脈硬化予防

強い血管とサラサラ血液をつくるルチン

食物繊維が豊富で、毛細血管を強くするルチンが含まれ、高血圧予防や出血性の病気に有効だといわれています。そばのたんぱく質に体脂肪の蓄積を抑える物質が含まれていることもわかり、ルチンの働きとあわせて、動脈硬化予防に有効な食材として見直されています。

生そば

有効成分ルチンをたっぷり摂るなら、そば粉100%の生そばがおすすめ。

栄養と効能

ルチン	そばたんぱく
心臓病予防	肥満予防

DATA

カロリー
274kcal／100g（生そば）

保存
乾麺は乾燥剤と一緒に密閉容器で保存。生麺、ゆで麺は冷蔵

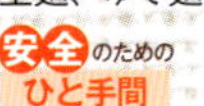

アレルギーに注意

＋ カラダに効く！食べあわせ

組みあわせ	効果	効く症状	おすすめメニュー
＋ ごま	そばたんぱくにセサミンをプラス	肥満防止	ごまだれのざるそばにねぎを添えて

小麦粉

世界の人々の主食となる食材

世界の耕作地の1／4を占める人類最初の栽培作物

でんぷんが主成分で、たんぱく質、カルシウムは米より豊富です。グルテンが分解してできるグルテンペプチドには、血圧降下作用、鎮静作用があります。ビタミンB_1・B_2・Eや食物繊維も多く含まれ、体力回復、整腸作用、胃健、精神安定によい作用のある穀物です。

たんぱく質（グルテン）の質と量により３つに分類され、強力粉はパン、餃子の皮、ピッツァなど、中力粉はうどんなど、薄力粉はお菓子、天ぷらなどに適している。

栄養と効能

グルテンペプチド	ビタミンB_1
高血圧予防	精神安定

DATA

カロリー
368kcal／100g（薄力粉）

保存
密封容器に入れて、冷暗所で保存

安全のためのひと手間
アレルギーに注意

＋ カラダに効く！食べあわせ

組みあわせ	効果	効く症状	おすすめメニュー
＋ ごぼう	食物繊維をさらにプラス	大腸がん予防	ごぼうとしめじと野沢菜のおやき

パスタ
糖質がゆっくり吸収され血糖値の上昇を抑制

小麦粉に水分を加えてこねたものでスパゲッティやマカロニが代表的。炭水化物には糖質以外に、食物繊維が多く含まれています。

栄養と効能

食物繊維
血糖値の急上昇防止

パン
ごはんや麺類より豊富な栄養素

小麦粉が主原料で、食塩、水を加えて生地を作り、イースト発酵などによって生地を膨らませ焼いたもの。たんぱく質やカルシウムが豊富です。

栄養と効能

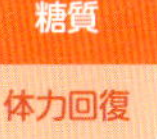

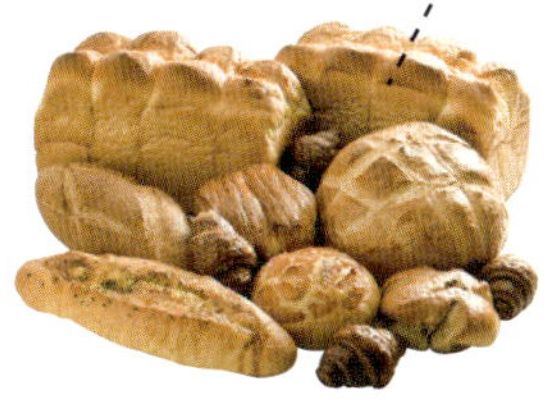

シリアル
穀物の栄養素が手軽に摂れる

全粒小麦、コーン、米、玄米などの穀類を蒸してローラーにかけて焼き、加工したもの。ビタミン、ミネラルが豊富です。牛乳をかけて栄養価アップ。

栄養と効能

食物繊維
整腸作用

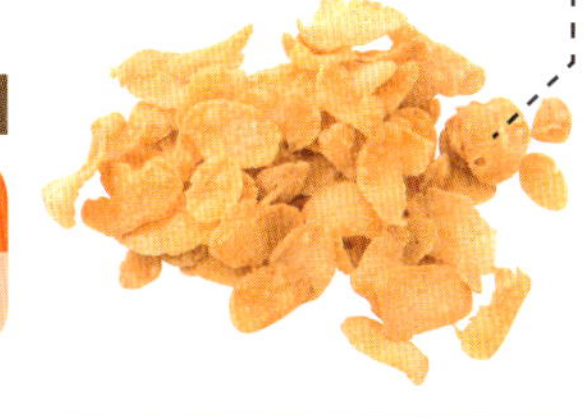

うどん
消化がよく胃への負担軽め

原料は、小麦粉と水。抜群に消化のよい高エネルギー食品なので、胃腸が弱っている時や集中力が必要な時、運動前にはおすすめです。

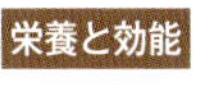

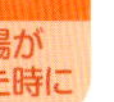

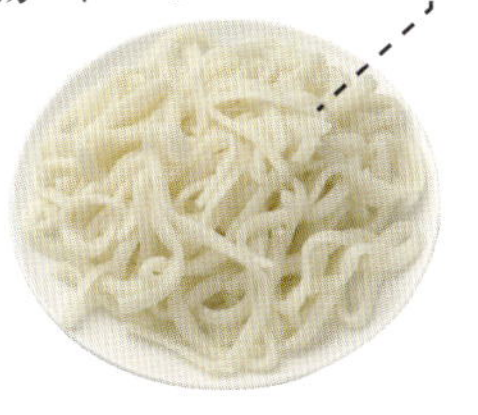

＋(プラス) カラダに効く! 食べあわせ

	組みあわせ	効果	効く症状	おすすめメニュー
＋パスタ	オリーブオイル	一価不飽和脂肪酸のオレイン酸をプラス	血糖値の正常化	白身魚とアスパラのパスタ、ペペロンチーノ
小麦粉＋	豚肉	不足する必須アミノ酸リジンを補足	肝機能アップ	豚肉と根菜たっぷりのすいとん／お好み焼き

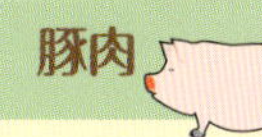

くり

体力回復やかぜの予防に

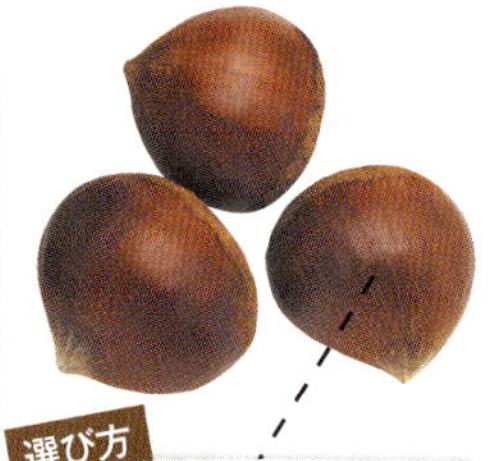

選び方
・ツヤツヤと丸く太っている
・すっしりと重みがある

糖質とビタミンB_1で気力と体力アップ

種実類の中では珍しく、でんぷん類を豊富に含みます。糖質をエネルギー化し、疲労回復効果のあるビタミンB_1のほか、ビタミンCは加熱してもほとんど破壊されません。内皮の渋皮には抗酸化作用のあるタンニンが含まれ、がんの予防や殺菌作用があると期待されます。

栄養と効能

ビタミンB_1	ビタミンC
疲労回復	美容効果

DATA

カロリー
164kcal／100g

保存
空気穴を空けたビニール袋に入れて冷蔵、加熱して冷凍

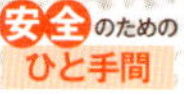

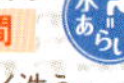

殻を水でよく洗う

プラス カラダに効く! 食べあわせ

組みあわせ	効果	効く症状	おすすめメニュー
＋ 豚肉	たんぱく質とビタミンB_1をプラス	体力回復	くりと豚肉とにんにくの芽の炒め物

ぎんなん

スタミナ増強の木の実

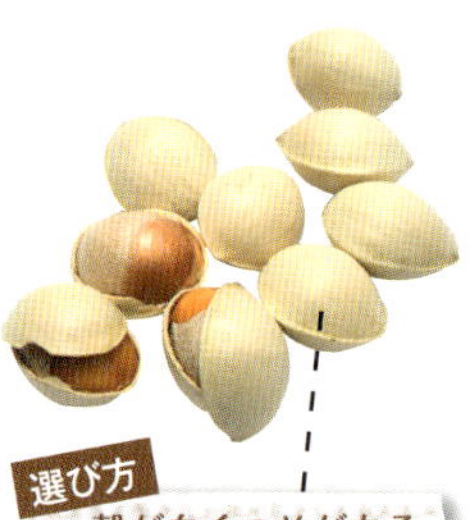

選び方
・殻が白くつやがある
・大きめのもの

においは強烈でもビタミンの宝庫

いちょうの木の実であるぎんなんは、炭水化物を多く含み、種実には珍しくビタミンC・E、カリウム、銅も含み、体力回復や高血圧予防に効果的です。ビタミンB_1も多く、代謝の促進や免疫力アップに役立ちます。

漢方では、夜尿症や頻尿の改善、せき止めに用いられています。

栄養と効能

銅	ビタミンE
貧血予防	老化予防

DATA

カロリー
171kcal／100g

保存
皮付きを紙袋に入れて冷蔵、殻と薄皮をむいて冷凍

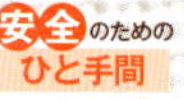

殻を水でよく洗う

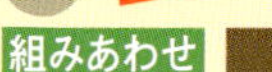

プラス カラダに効く! 食べあわせ

組みあわせ	効果	効く症状	おすすめメニュー
＋ 鶏肉	たんぱく質とビタミンAをプラス	体力回復	ぎんなんと鶏肉とさつまいもの煮物

ごま
抗酸化作用の強いセサミン

注目成分セサミンは、抗酸化作用で活性酸素を除去し、動脈硬化予防が期待できます。

栄養と効能
セサミン
抗酸化作用

アーモンド
若返りの成分ビタミンEの宝庫

抗酸化作用があるビタミンEが多く、ナッツ類ではトップの含有量。ビタミンB1も豊富です。

栄養と効能
ビタミンE
アンチエイジング

くるみ
縄文時代からの貴重な栄養源

脂質にはビタミンEをたっぷりと含み、老化防止、動脈硬化、美肌づくりに役立ちます。

栄養と効能
ビタミンE
美肌づくり

松の実
仙人の不老長寿の秘密といわれた実

栄養価が高く、ビタミンB1・B2・B6・E、亜鉛、銅などを含み、滋養強壮に効果的です。

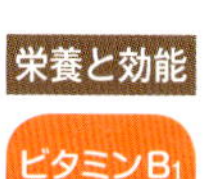

栄養と効能
ビタミンB1
体力回復

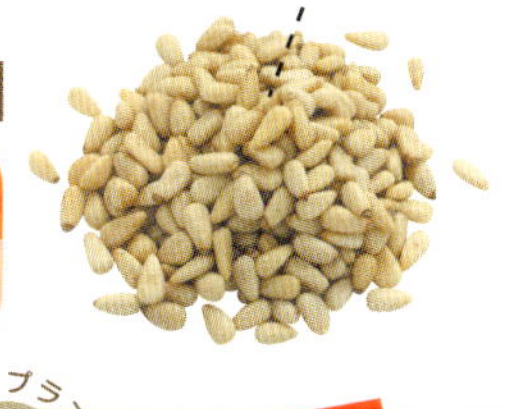

ピーナッツ
メチオニンが肝臓の働きを強める

高血圧や動脈硬化を予防するリノール酸や、肝臓の働きを助けるメチオニンを含みます。

栄養と効能
リノール酸
高血圧予防

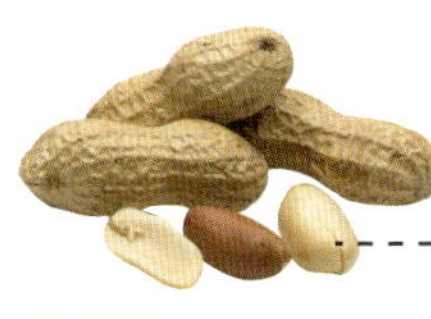

プラス カラダに効く！食べあわせ

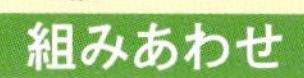

	組みあわせ	効果	効く症状	おすすめメニュー
アーモンド ＋	さば	ビタミンEにEPA、DHAをプラス	動脈硬化・心筋梗塞予防	さばのスライスアーモンド揚げ
くるみ ＋	ほうれんそう	豊富なビタミンや鉄分をプラス	アンチエイジング	ほうれんそうのくるみ白和え、ほうれんそうサラダ

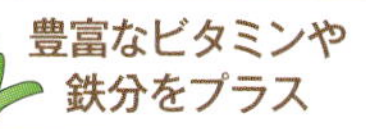

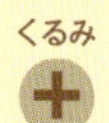

牛肉

良質のたんぱく質が抵抗力を高める

栄養と効能

たんぱく質	カルニチン	ヘム鉄
免疫力アップ	脂肪代謝	貧血予防

DATA

種類 和牛肉、国産牛肉、輸入牛肉

カロリー 411kcal／100g(肩ロース)
246kcal／100g（もも）

保存 ラップで密閉して冷蔵。さらに冷凍ならファスナー付きの袋に

安全のためのひと手間 脂身を切り取る、あるいは熱を加える

選び方
- 脂身の少ないもの
- 国産のもの

脂肪を分解しエネルギーを生成

牛肉の赤身部分に多く含まれるカルニチンは、植物性食品にはほとんど含まれていないという希少な成分。余分な脂肪の分解を促進し、エネルギーに変換するという働きをするため、ダイエットに取り組む人にはうれしい栄養素です。

ダイエットの危険は栄養不足に陥ること。適度に牛肉を食べ、筋肉を増強し、適度な運動をしてカルニチンの脂肪燃焼効果を高めるといいでしょう。さらに、バランスの取れた食生活を実践すれば運動意欲も高まり、理想的な体形がつくれるはずです。

美味しくいただく栄養のコツ

ヘム鉄が疲労回復を促進

牛肉に多く含まれているヘム鉄は、鉄分の不足からくる疲労感や食欲不振、動悸息切れといった症状を緩和する作用があります。

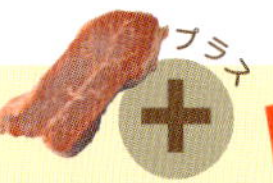

カラダに効く！食べあわせ

組みあわせ	効果	効く症状	おすすめメニュー
＋ ほうれんそう	鉄分をさらにプラス	疲労回復	ほうれんそうの牛肉巻き／牛肉スープ
＋ ブロッコリー	ビタミンCをプラス	貧血予防	牛肉とブロッコリーシチュー／牛肉カレー

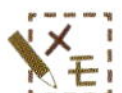

日本では霜降り和牛など、脂肪分の多い牛肉が人気ですが、健康面を考えると、低脂肪高たんぱくの輸入牛肉も魅力的です。

豚肉 ビタミンB1が疲れを吹き飛ばす

栄養と効能

ビタミンB1	ビタミンB2	ビタミン12
疲労回復	弱視予防	脳の活性化

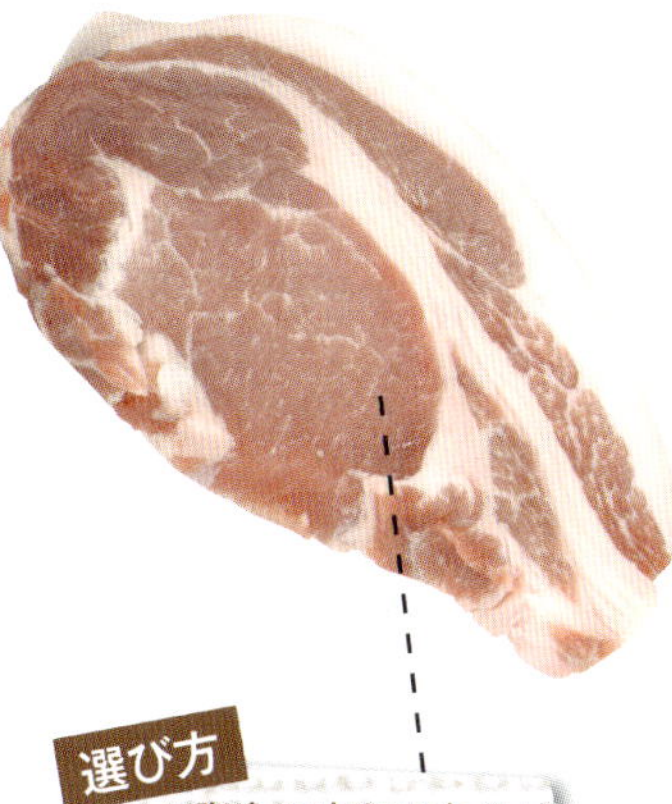

選び方
- 脂身の少ないもの
- 国産のもの

DATA

- **種類** 黒豚肉、国産豚肉、輸入豚肉
- **カロリー** 386kcal／100g（バラ）263kcal／100g（ロース）
- **保存** ラップで密閉して冷蔵。さらに冷凍ならファスナー付きの袋に
- **安全のためのひと手間** 脂身を取り除き、熱を加える

ビタミンB1が牛肉の約10倍

豚肉の最大の特徴は、ビタミンB1がほかの肉に比べて5～10倍にも及ぶことです。これは熱を加えても壊れにくいうえに、体内で吸収されやすいという利点もあります。

ビタミンB1は水溶性ビタミンで、ごはんやパンに含まれる糖質のエネルギーの代謝を促すと同時に、その過程で発生する疲れの原因といわれる乳酸が溜まるのを防ぐ効果があるといわれています。

疲労回復や食欲増進、手足の痺れ、倦怠感などの改善にもよい栄養素といわれています。

美味しくいただく栄養のコツ

部位でカロリーと脂肪量をコントロール

部位によりカロリーや脂肪分の差が大きく、もも肉に比べバラ肉はカロリーは約２倍、脂肪分は約３倍。バラ肉は豚しゃぶなどゆでるのがおすすめ。

＋（プラス）カラダに効く！食べあわせ

組みあわせ	効果	効く症状	おすすめメニュー
＋たまねぎ	硫化アリルをプラス	疲労回復	豚肉とたまねぎのしょうが焼き／ケチャップ煮
＋こんにゃく	食物繊維をプラス	コレステロールを低下	豚汁、豚肉とこんにゃくのとうがらし炒め

メモ ヒレ肉にはビタミンB1がバラ肉の約２倍含まれているといわれ、夏バテにはヒレ肉がおすすめ。逆に、冬は冷え性の改善に効果があるというナイアシンが効果的に働いてくれます。

鶏肉
良質たんぱく質が弱った体を支える

栄養と効能

ナイアシン	たんぱく質	コラーゲン
新陳代謝の促進	体力アップ	紫外線対策

DATA

- **種類** 地鶏肉、銘柄鶏肉、国産鶏肉、輸入鶏肉
- **カロリー** 138kcal／100g（皮なし） 253kcal／100g（皮付き）
- **保存** ラップで密閉して冷蔵。さらに冷凍ならファスナー付きの袋に
- **安全のためのひと手間** 脂身を取り除き、熱を加える

選び方
- 厚みがあってツヤのあるもの
- 皮付きは毛穴の周りが盛り上がり、シワの多いもの

高たんぱくながらも低カロリーが魅力

低カロリーでありながら良質のたんぱく質が豊富なところから、「病人の滋養食」として重宝されています。

たんぱく質は血液や皮膚などの構成成分で、私たちにとっても不可欠な栄養素です。牛や豚にもたんぱく質はありますが、脂肪分も多いのが難点。それに比べ、鶏肉は脂肪分が皮などに集中していますから、その部位を切り落とせば、良質のたんぱく質だけを摂取できます。

鶏のささ身は高たんぱくで低脂肪。むしてサラダに入れてもよく、ダイエット中にはぴったりの食材です。

美味しくいただく 栄養のコツ

調理法でレシピにバリエーションを

鶏肉は調理方法でさっぱりした味にもなれば、こってりした味にもなります。味も染み込みやすくバラエティー豊かな料理が楽しめます。

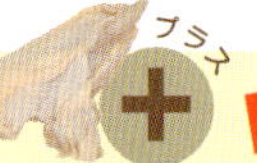

＋（プラス） カラダに効く！食べあわせ

組みあわせ	効果	効く症状	おすすめメニュー
＋ ごぼう	イヌリンをプラス	ストレス解消	鶏肉とごぼうのサラダ、筑前煮、鶏ごぼうごはん
＋ そら豆	亜鉛をプラス	美肌効果	鶏肉とそら豆のクリームソース／中華炒め

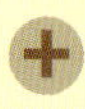

メモ 鶏肉は部位によって摂取できる栄養素が異なります。脂肪分を控えるならむね肉、コラーゲンをというのであれば皮の部分を、といった具合です。季節や体調にあわせて調理するとよいでしょう。

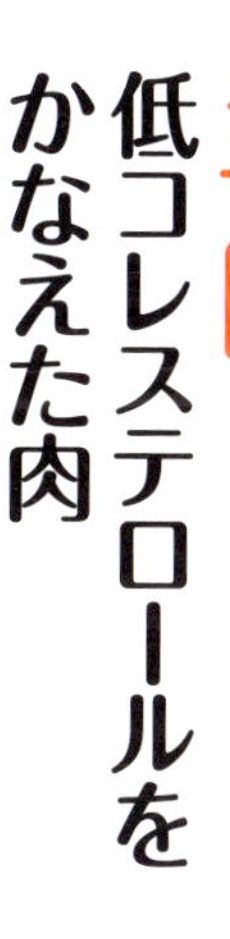

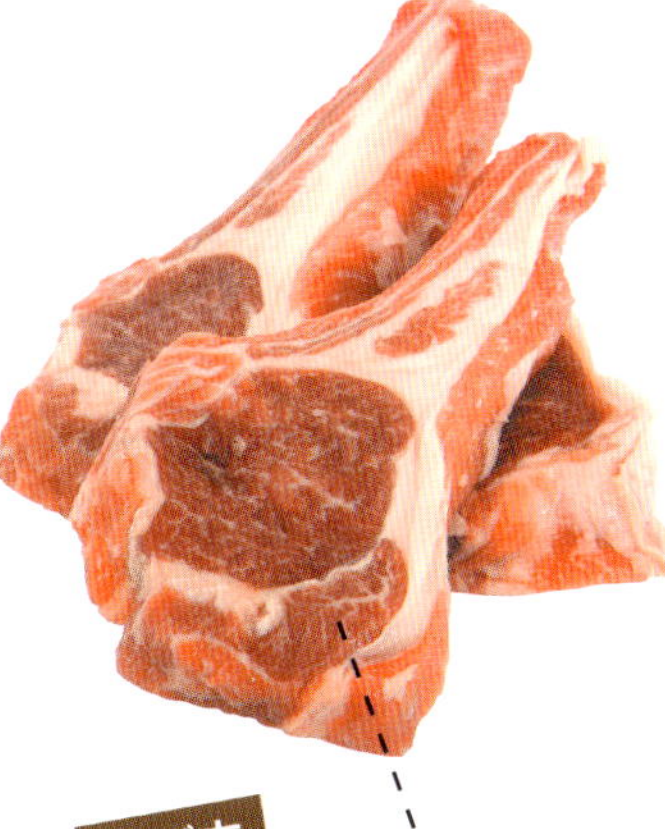

栄養と効能

鉄	亜鉛	ナイアシン
貧血予防	免疫細胞の活性化	胃腸障害予防

DATA

種類 ラム（子羊）
マトン（大人の羊）

カロリー 217kcal／100g
（ラム／もも）
224kcal／100g
（マトン／もも）

保存 ラップで密閉して冷蔵。さらに冷凍ならファスナー付きの袋に

安全のためのひと手間 脂身を取り除き、熱を加える

選び方
- 赤みが深い色のもの
- においのないもの

溶けにくい脂肪分がカロリーを抑制

羊肉（ラム肉）の脂肪分は沸点が約44度と牛や豚に比べて高いため、人間の体内で溶けにくいという特性があり、食べても体外に排出されるうえに不飽和脂肪酸も豊富なのでコレステロール値を下げる効果も期待できます。メタボな人や女性にうれしい肉といえます。

さらに、体内で脂肪を燃焼させる働きがあるカルニチンを、牛や豚の数倍含有しているといわれています。カルニチンは年齢とともに、その働きが衰えますので、それを補うためにも羊肉を積極的にいただきたいものです。

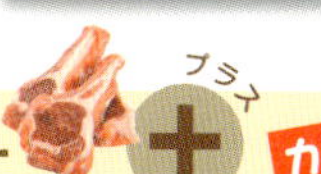

薬膳薬味とあわせて冷え対策

カルニチンは体を温める作用があり、中国では古くから婦人特有の健康維持に適した食材として珍重されています。

＋（プラス）カラダに効く！食べあわせ

組みあわせ	効果	効く症状	おすすめメニュー
＋ しょうが	ジンゲロンをプラス	婦人病改善	羊肉のしょうがじょうゆ和え、羊肉と野菜の回鍋肉
＋ ターメリック	クミンをプラス	冷え性改善	マトンカレー、ラムのキーマカレー

メモ ジンギスカン鍋は、羊肉から溶け出した脂が野菜と相まって絶妙な味わいを醸し出します。しかも、野菜と一緒に体内に入った脂は、溶けずに食物繊維と一緒に体外に排出される健康レシピです。

牛レバー
ビタミンA含有量は他の部位より豊富

鉄分の補給に人気のレバーは、鉄だけでなくビタミン類の含有量も豊富。特にビタミンAは他の部位より圧倒的に多く含まれますので、妊娠初期には摂りすぎに注意が必要です。

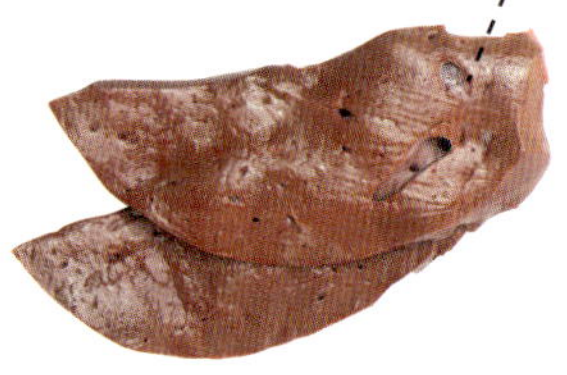

栄養と効能
ビタミンA
アンチエイジング

豚レバー
鉄、ビタミンが豊富かつ低カロリー

低脂肪のヒレ肉に匹敵するほどの低カロリーで、ビタミンAやB群、鉄も豊富です。抗ストレスビタミンのパテントン酸も多く、肥満予防、貧血の改善も期待されます。

栄養と効能
パテントン酸
抵抗力アップ

鶏レバー・ハツ・砂肝
貧血予防や美容効果が高い

レバーやハツ(心臓)は健やかな肌を保つために必要なビタミンA・B_2、鉄が豊富で、女性にはおすすめの部位です。

砂肝は、たんぱく質や鉄が多く、低カロリーです。

いずれも傷みやすいので新鮮なものを選びましょう。また、コレステロールを多く含むため、食物繊維を含む野菜、果物、豆類、海藻などと一緒に摂りましょう。

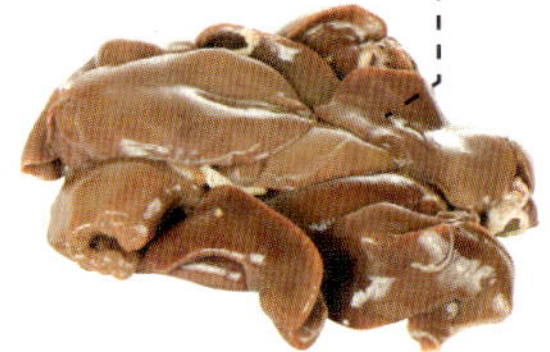

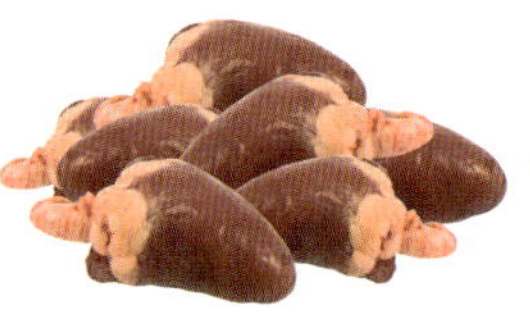

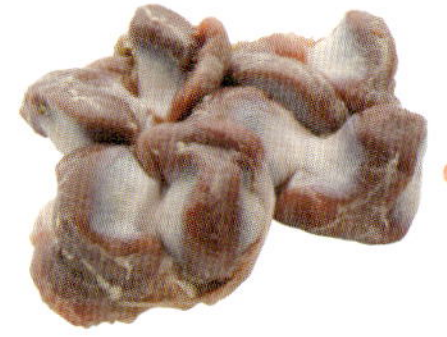

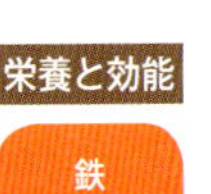

栄養と効能
鉄
貧血予防

プラス カラダに効く! 食べあわせ

	組みあわせ	効果	効く症状	おすすめメニュー
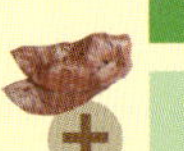 + レバー	にんにくの芽	アリシンがビタミンB群の吸収を促進	スタミナ増強	レバーとにんにくの芽のオイスターソース炒め
ハツ + 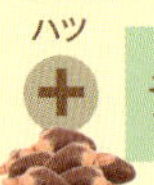	チンゲンサイ	食物繊維やβ-カロチンをプラス	アンチエイジング	鶏ハツとチンゲンサイのナンプラー炒め

ハム

豚肉のビタミンB1がたっぷり含まれる

語源は豚もも肉の塊を指し、豚もも肉やロースを塩と香辛料で漬けたものをいいます。蒸し煮やボイル、好みにより燻製に。生ハムは乾燥のみで加熱していません。

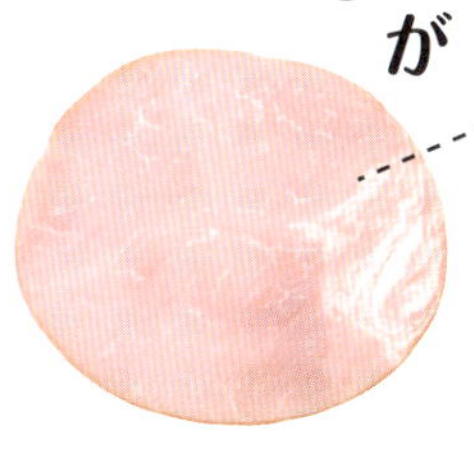

栄養と効能

ビタミンB1
冷え症

ベーコン

油脂と塩味が料理のうまみを増す

加工時に腸詰めにしたり、糸や布を巻いたものをハム、施しをしないものがベーコンと呼ばれます。主に豚バラ肉で、脂身が多いのが特徴です。

栄養と効能

ビタミンB1
精神安定

ソーセージ

肉を錬ることでうまみがアップ

ハムが塊肉なら、ソーセージは練り肉です。生肉や塩漬け肉をひいて練り上げ、加工します。たいていは腸詰めですが、型に入れたケーゼなどもソーセージの一種です。

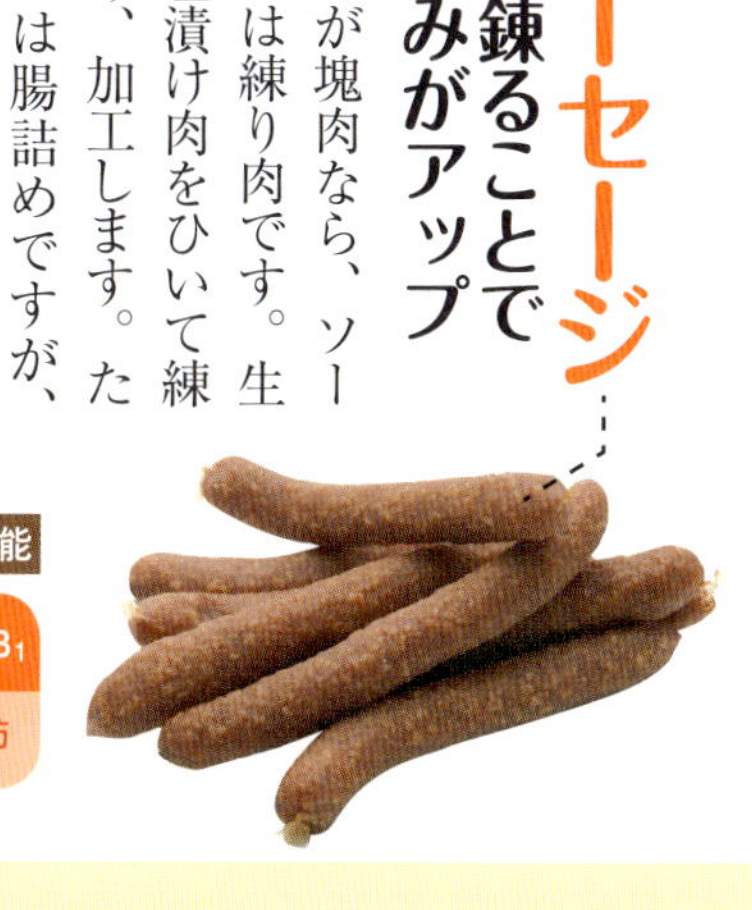

栄養と効能

ビタミンB1
腰痛予防

ウインナー

子どもに人気の料理の脇役

日本では、羊腸を用い太さが20㎜未満のものをウインナーと呼び、豚腸を用い20㎜以上36㎜未満のものをフランクフルトといいます。

栄養と効能

ビタミンB1
疲労回復

プラス カラダに効く！食べあわせ

	組みあわせ	効果	効く症状	おすすめメニュー
ハム	パパイア 	たんぱく質分解酵素が消化を促進	夏バテ解消	ハムのソテーのパパイアソースがけ
ベーコン	はくさい	食物繊維とビタミンCをプラス	かぜ予防	ベーコンとはくさいのコンソメ鍋

さば
たっぷりの脂肪にDHA、EPAが豊富

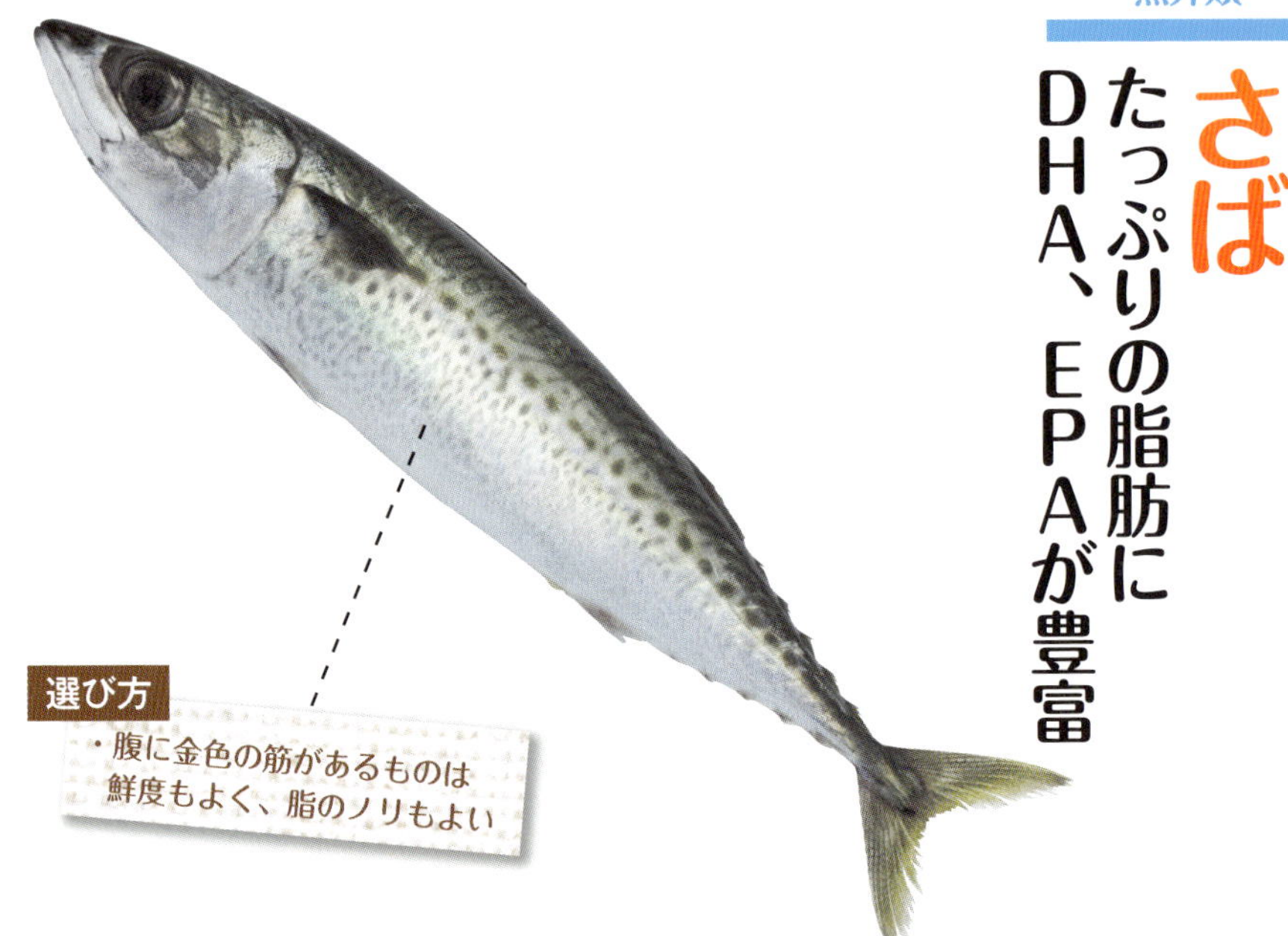

選び方

・腹に金色の筋があるものは鮮度もよく、脂のノリもよい

マメ知識

「さばの生き腐れ」といわれるほど、傷みの早い魚ですが、近年ではチルド（冷凍）保存技術が普及し、安心して食べられるようになりました。

栄養と効能

EPA DHA	EPA DHA	EPA DHA
動脈硬化予防	心臓病予防	血液サラサラ
たんぱく質	ビタミン B_2	ビタミンE
強肝作用	口内炎予防	抗酸化作用

DATA

生息域	日本列島近海 世界の亜熱帯、温帯域
旬	4～6月、10～12月
カロリー	202kcal／100g
保存	下処理や調理してから冷凍
安全のためのひと手間	酢やタレに漬ける -20度で一昼夜冷凍すると寄生虫が死滅

さんまやいわしよりEPA、DHAが豊富

旬には脂肪の含有量が増え、まさに脂がのってきます。この豊富な脂肪には、動脈硬化や心筋梗塞を予防するEPAやDHAが多量に含まれています。DHAには、大脳の粘膜の弾力性を保ち、脳の機能を活性化する作用もあり、子どもの脳の発達や老人性痴呆症・ボケに効果を発揮するといわれています。

また、血合い肉には鉄分やタウリン、ビタミン、ミネラルが豊富に含まれます。

特有の生臭さを消すには酒、にんにく、しょうが、梅干し、ワインなどを使うとよいでしょう。

美味しくいただく栄養のコツ

1 しめさばにすることでアレルギーを防ぐ

大量に含まれるヒスチジンは鮮度が落ちるとヒスタミンに変化し、アレルギーの原因になります。酢で締めるとその心配はなくなるので、しめさばは理に適った調理法といえます。

2 DHAやEPAの酸化を防ぐビタミンE

DHAやEPAは酸化しやすい物質ですが、さばに含まれるビタミンEが酸化を遅らせてくれます。よりよいのは抗酸化作用のあるビタミンCやEの多い食材と食べあわせることです。

3 ビタミンB_2の摂取には皮ごといただくと効果的

不足すると成長不全を招いたり、口内炎や口角炎になる、ビタミンB_2が豊富に含まれています。さばの背の中央から尾にかけての皮の部分が特に豊富なので、皮ごと食べましょう。

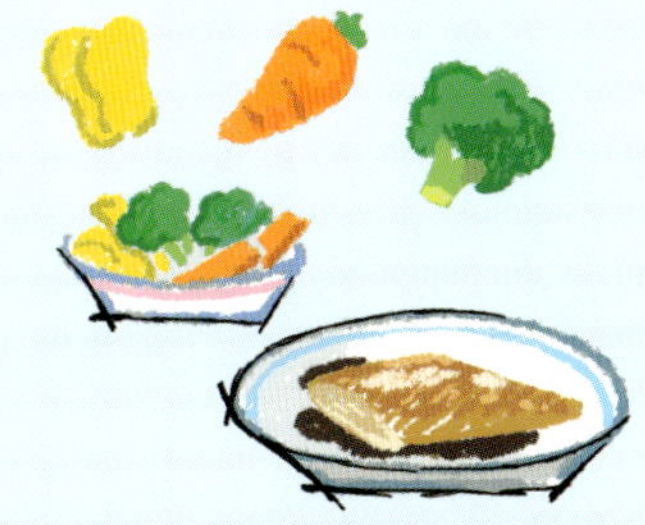
EPA、DHAなどを有効活用するには、抗酸化作用の高い野菜と合わせると効果的です。

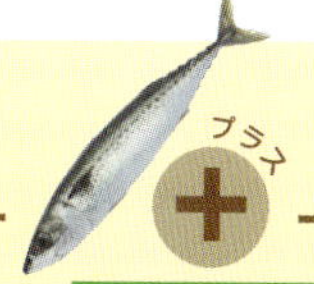

カラダに効く！食べあわせ

＋（プラス）

組みあわせ	効果	効く症状	おすすめメニュー
＋ たまねぎ	硫化アリルが血液サラサラ効果をアップ	血液サラサラ	さばとたまねぎときのこのホイル焼き
＋ トマト	リコピンやβ-カロチンをプラス	抗酸化作用	さばのトマトソース煮、さばとトマトのハーブ焼き
＋ ごま	ビタミンE、セサミンをプラス	アンチエイジング	さばのごまみそ煮、塩さばのごまみそ焼き
＋ しょうが	殺菌作用と臭み消し	食中毒予防・抗酸化作用	さばと甘酢しょうが（ガリ）の含め煮

メモ　さばは下処理か、調理をしてから冷凍保存するようにしましょう。しめさばや味噌煮でもいいですし、竜田揚げ用としてしょうゆ、酒、しょうが汁で作った漬けダレに浸して冷凍してもいいでしょう。

あじ

栄養バランスがよく調理法が多彩な青魚

選び方
・目が澄んでいる
・トゲトゲの硬いウロコ（ゼイゴ）が尾の付け根までしっかりついている

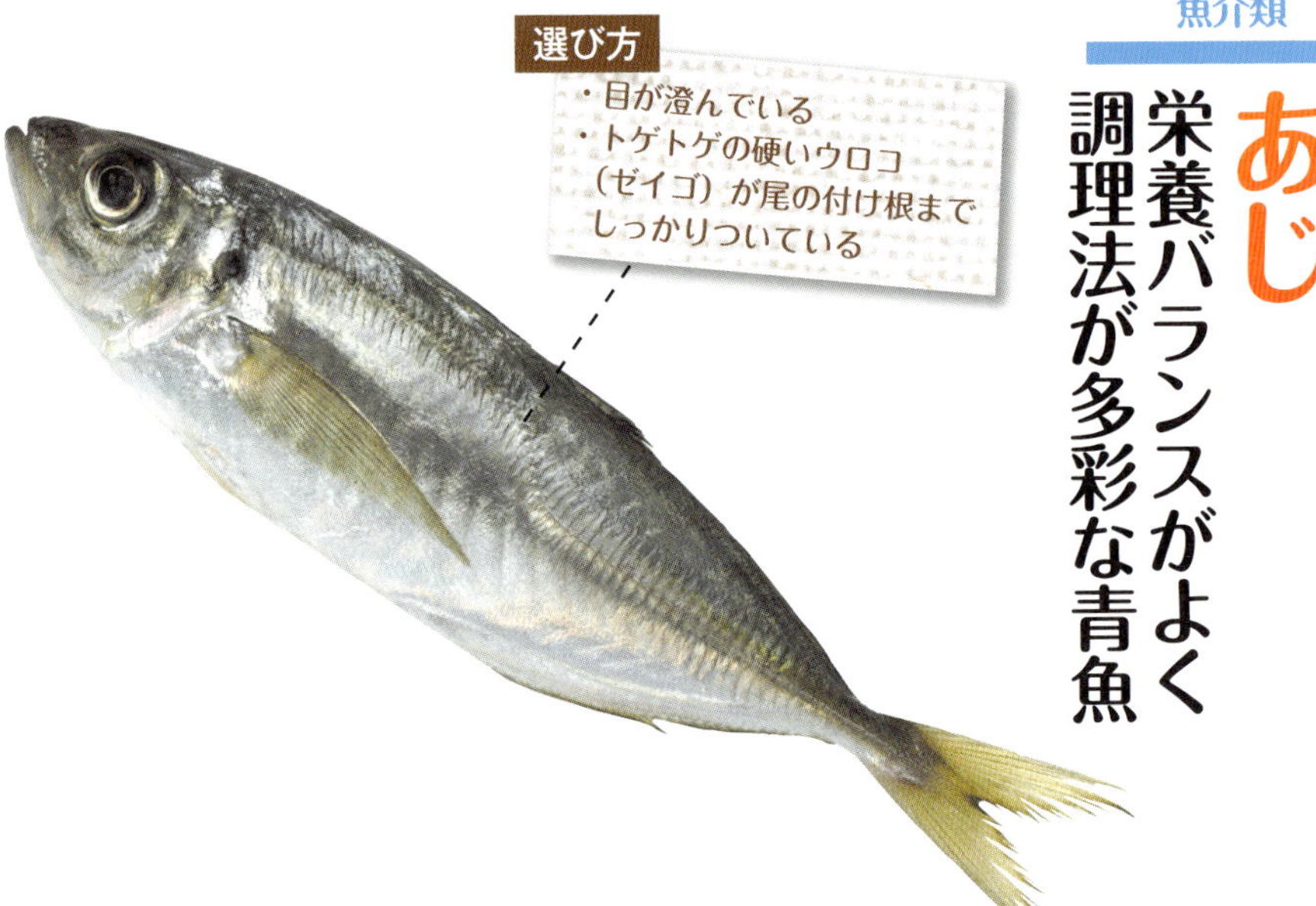

マメ知識

味がよいからその名がついたといわれるだけに、うまみ成分であるアミノ酸（グルタミン酸、イノシン酸）がたっぷりと含まれています。

栄養と効能

成分	効能
DHA	脳の活性化
EPA DHA	動脈硬化予防
EPA DHA	コレステロール低下
カルシウム	歯や骨をつくる
たんぱく質	強肝作用
ビタミンD	骨粗しょう症予防

DATA

生息域	北海道南部から東シナ海
旬	5～9月
カロリー	121kcal／100g
保存	内臓を取り、塩をふれば冷蔵で2～3日、冷凍で3週間

安全のためのひと手間 頭や内臓は取る -20度で一昼夜冷凍すると寄生虫が死滅

生も干物も手に入りやすく美味しい

刺し身にたたき、焼き魚、唐揚げ、そしてフライとどう調理しても美味しい、食卓でポピュラーな魚です。

カルシウム、ビタミンB1・B2・E、タウリン、カリウムなどが多く含まれ、栄養バランスがよいことで知られていますが、今話題のEPAやDHAも豊富に含まれています。必須アミノ酸の量が多く、バランスに優れ、肉や大豆に劣らないほどの良質なたんぱく源だといわれています。

骨や皮まで丸ごといただける、子どもから高齢者まで幅広い世代におすすめの青魚です。

美味しくいただく栄養のコツ

1 EPA や DHA を無駄なく摂取するなら刺し身

煮たり焼いたりすると脂に含まれる EPA や DHA が外に溶け出してしまうので、栄養素を余すことなくというのなら、汁物にして溶け出した成分ごといただくか、刺し身がよいでしょう。

2 カルシウム補給に骨まで食べましょう

小型のあじなら丸ごと唐揚げでいただきましょう。中型は３枚におろし、身はフライや天ぷらに、骨はしょうがじょうゆに漬けて揚げれば、カルシウム豊富な骨せんべいになります。

3 魚のすり身の臭い消しには味噌

なめろうは、骨も丸ごと食べられる漁師料理です。頭と内臓を取り除いたあじを包丁でたたき、みじん切りのしょうがやねぎを加え、臭み消しに味噌を入れて、さらにたたくのがコツです。

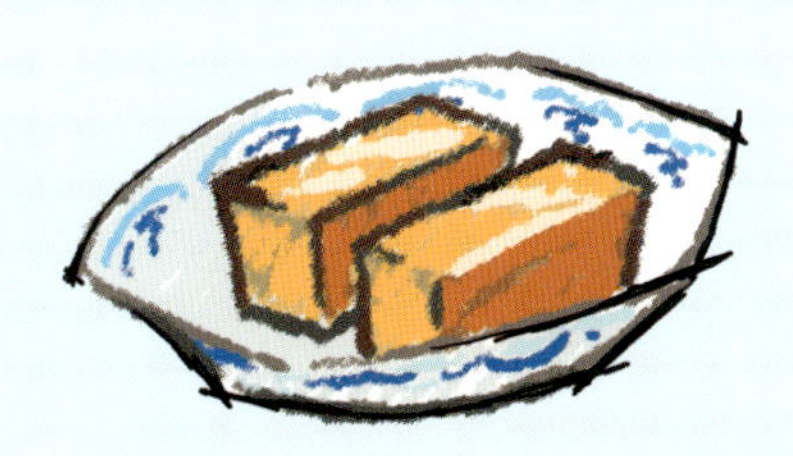

EPA、DHA などを逃さずいただくなら、煮汁をそのままいただく煮こごりもおすすめです。

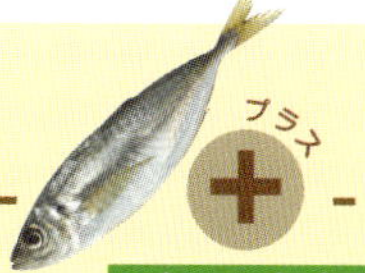

カラダに効く！ 食べあわせ

プラス

組みあわせ	効果	効く症状	おすすめメニュー
＋ ピーマン	たんぱく質にビタミン C をプラス	ストレス緩和	小あじの南蛮漬け、ピーマンのあじ詰め
＋ チーズ	吸収率抜群のカルシウムをプラス	骨粗しょう症予防	あじのチーズ焼き、あじの粉チーズ揚げ
＋ キャベツ	たんぱく質にビタミン C をプラス	免疫力アップ	あじの干物とキャベツのパスタ／生春巻
＋ ながいも	たんぱく質にガラクタンをプラス	疲労回復	あじとながいもとオクラのネバトロ丼

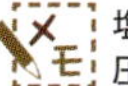

メモ 塩分排泄作用のあるカリウムをふんだんに含むあじを焼いて、レモン汁をかけて食べれば、高血圧予防によい減塩食になります。

いわし
抗酸化作用の高いセレンが豊富

選び方
・身が固くピンとしている
・ウロコがしっかりとついていて、目に透明感のあるもの

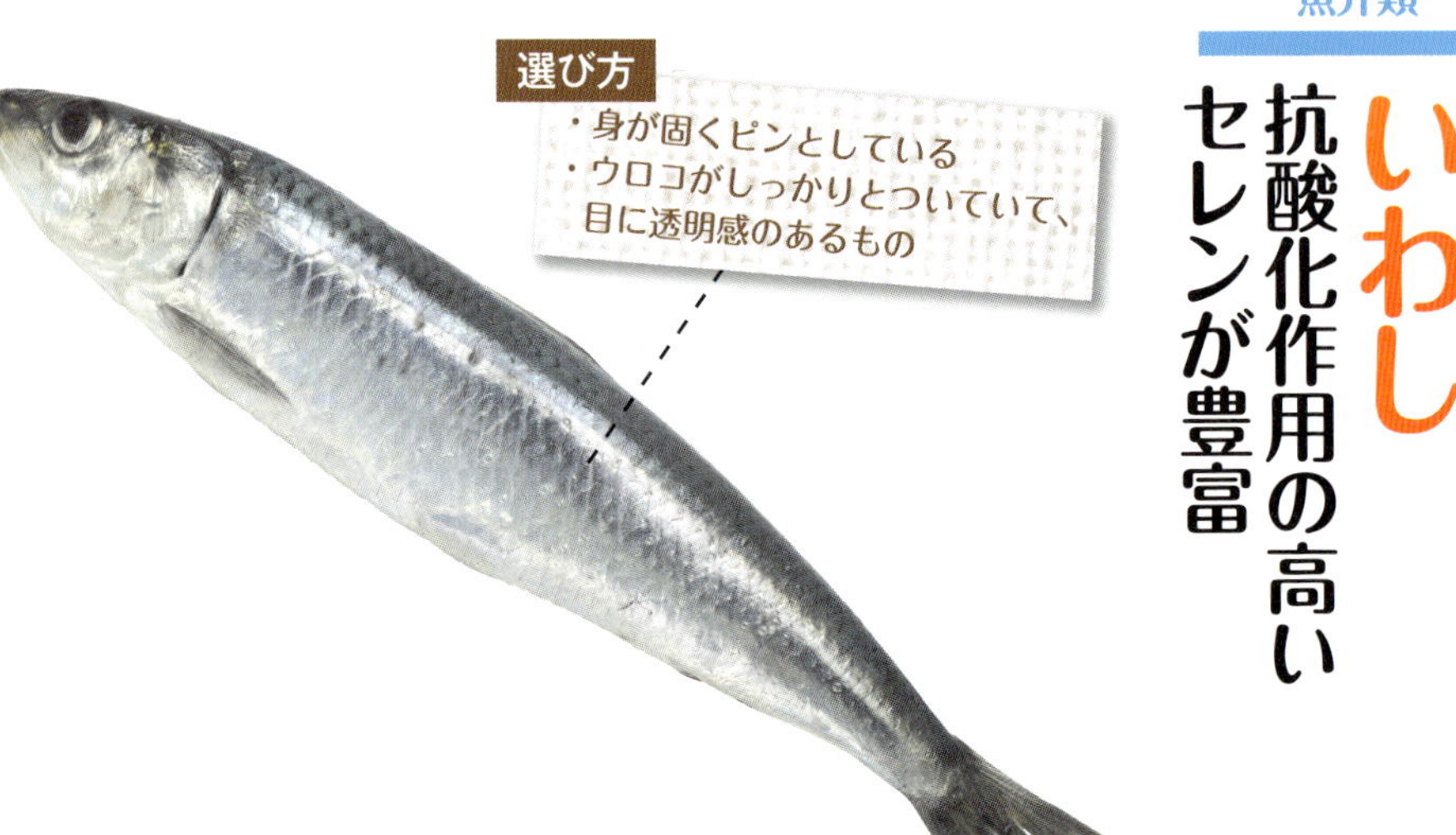

DATA

生息域	沖縄を除く日本全国オホーツク海、朝鮮半島、中国、台湾近海
旬	6～10月
カロリー	217kcal／100g（まいわし）
保存	下味をつけたり調理すれば冷蔵で4～5日、冷凍保存は1週間
安全のためのひと手間	頭や内臓は取る

マメ知識

EPAとは、青魚の豊富に含まれる必須脂肪酸で、体内でDHAに変換されます。血液サラサラ効果や脳内の情報伝達を助ける働きがあります。

栄養と効能

栄養	効能
DHA	目の健康
EPA DHA	動脈硬化・脳卒中予防
EPA DHA	がんの予防
カルシウム	イライラ解消
セレン	抗酸化作用
ビタミンD	骨粗しょう症予防

庶民的な青魚の代表選手

DHA含有で知られる真いわしは、血栓を予防し、脳卒中のリスクを回避、さらにコレステロールの正常化に寄与するといわれているEPAにも恵まれ、魚類の中でもトップクラスの含有量を誇ります。

また、骨粗しょう症を予防し、イライラを緩和するカルシウムと一緒に摂取することで、吸収率をぐっと高めるビタミンDの含有量も魚介類中で上位です。さらに強力な抗酸化作用を持つセレンの含有量も群を抜いており、アンチエイジングやがんの予防にも期待が寄せられる魚です。

美味しくいただく栄養のコツ

1 骨ごと食べられる丸干しがおすすめ

丸干しやめざしで知られる真いわし。これは実に理にかなった加工法で、生のいわしに比べてビタミンDやカルシウムが大幅に増え、栄養価の高いパワフル魚に変身します。

2 手軽なカルシウム源にしらす干し

いわしの稚魚を釜ゆでして干したものが、しらす干し。さらに天日干しするとちりめんじゃこになります。和風パスタやお浸しにトッピングするといっそう美味しく栄養豊富になります。

3 いわしの梅干し煮でカルシウムの吸収率アップ

いわしの梅干し煮は、梅に含まれるクエン酸がカルシウムと結びつくことで、カルシウムの吸収率がぐんとよくなるという、成長期の子どもや高齢者にうってつけの“お袋の味”です。

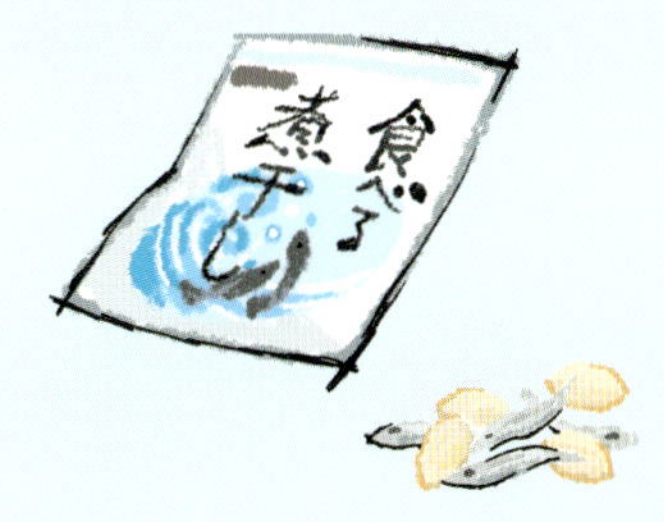

「食べる煮干し」「アーモンド小魚」はお手軽なカルシウム補給になります。

カラダに効く！ 食べあわせ

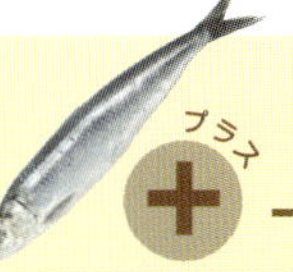

組みあわせ	効果	効く症状	おすすめメニュー
＋ レモン	EPA、DHAにビタミンCをプラス	動脈硬化予防	いわしのハーブ焼きレモン添え／レモンマリネ
＋ だいこん	たんぱく質にビタミンCと食物繊維をプラス	美肌効果	いわしのだいこんおろし煮、いわしとだいこんのカレー
＋ 豆腐	EPAにリノール酸をプラス	コレステロール低下	いわし入り豆腐ハンバーグ、豆腐入りつみれ揚げ
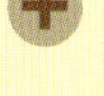 ねぎ	たんぱく質にビタミンCをプラス	かぜ予防	いわしのつみれ汁、いわしのねぎみそ焼き

メモ　和風の薬味だけでなく、ハーブとの相性も抜群。バジルやローズマリー、チャイブなど、好みのハーブと塩コショウ、オリーブオイルで焼いて、レモンをかければ、ふくよかな味わいになります。

さけ

消化、吸収のよい魚肉たんぱく源

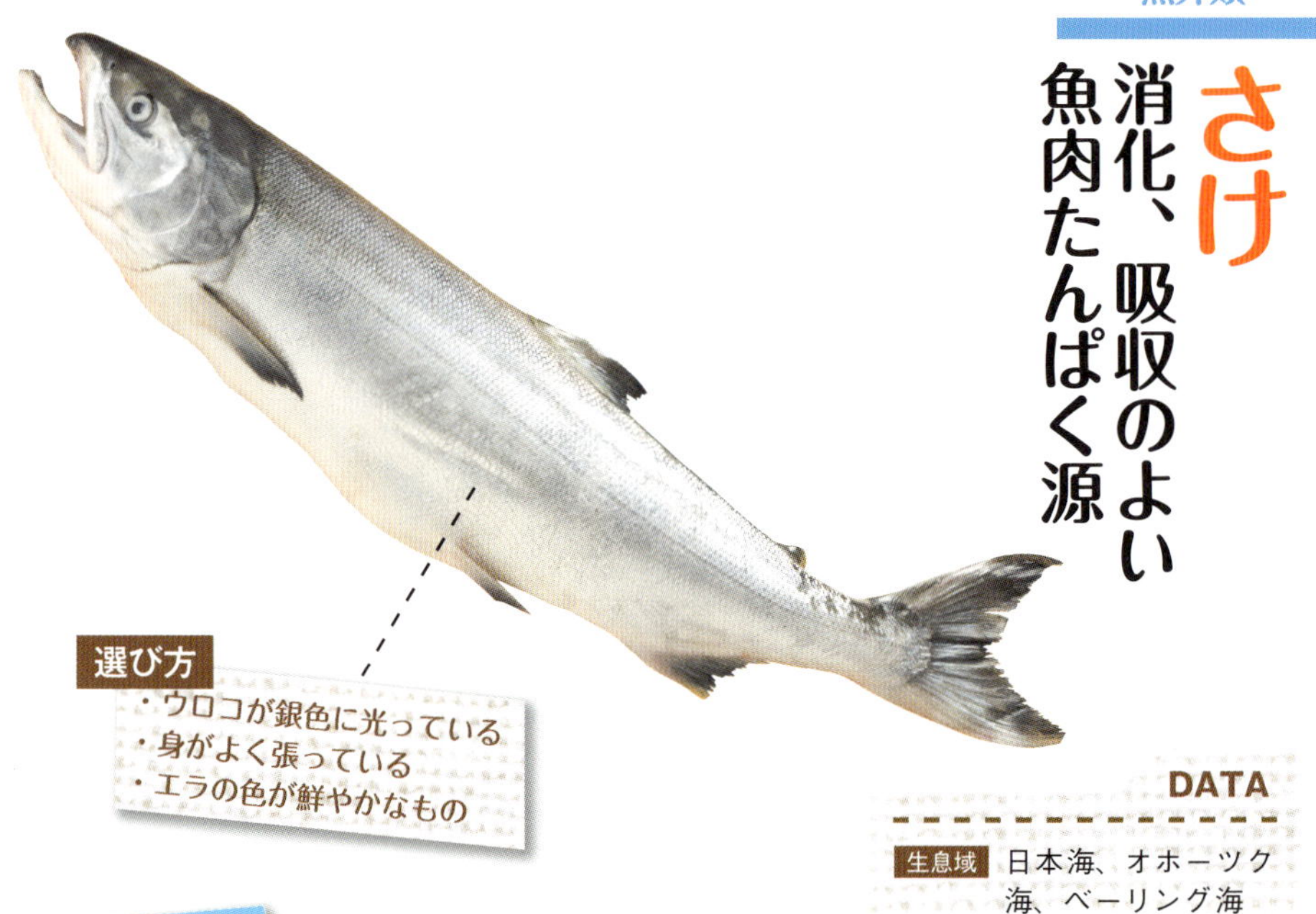

選び方

- ウロコが銀色に光っている
- 身がよく張っている
- エラの色が鮮やかなもの

DATA

生息域	日本海、オホーツク海、ベーリング海北太平洋、アラスカ、北アメリカなどで回遊後、河口に遡上
旬	11～12月
カロリー	138kcal／100g(べにざけ)
保存	塩をふった切り身を、1切れずつラップし冷蔵か冷凍

安全のためのひと手間 頭や内臓は取る

マメ知識

ビタミンB群を全て含んでいる魚です。ビタミンB_1は疲労回復や冷え症、B_2は美容効果、B_{12}は貧血予防に効果的といわれています。

栄養と効能

EPA DHA	ビタミンA	ビタミンB_2
脳卒中の予防	眼精疲労	美肌効果
ビタミンB_{12}	**ビタミンE**	**アスタキサンチン**
貧血予防	抗酸化作用	白内障予防

川で生まれ、海で育ち故郷に帰る回遊魚

たんぱく質は、かつおやまぐろに劣るものの、ほかの魚肉より消化・吸収がよいのが特徴です。脂質には、EPAよりDHAが多く含まれ、血行をよくするナイアシン、粘膜や目の健康を守るビタミンA、カルシウムやリンの吸収を高めるビタミンD、抗酸化作用の高いアスタキサンチンやビタミンEも豊富に含まれています。

　肩こりや目の疲れなどに悩む方には特におすすめ。血行不良を改善して症状を緩和してくれます。青魚のような生臭さもなく、幅広い世代に好まれています。

美味しくいただく栄養のコツ

1 ビタミンDが豊富で ミルクとの相性よし

カルシウムの吸収を助けるビタミンDの含有量が豊富なので、カルシウム食品と食べあわせると効果的です。ほうれんそう入りクリームスープパスタやチーズ焼きなど、おすすめです。

2 皮のコラーゲンも 残さずいただきましょう

皮の下には美肌効果の高いコラーゲンが豊富ですが、吸収されにくいので、しっかりたんぱく質を確保していることが大切。ビタミンCの多い野菜と食べあわせれば、肌の生成力もアップ。

3 さけのオレンジ色にも 栄養たっぷり

さけのオレンジ色は、アスタキサンチンというにんじんなどに含まれるβ-カロチンと同じカロチノイド系色素です。抗酸化作用があり、油で調理すると吸収率をぐっと高められます。

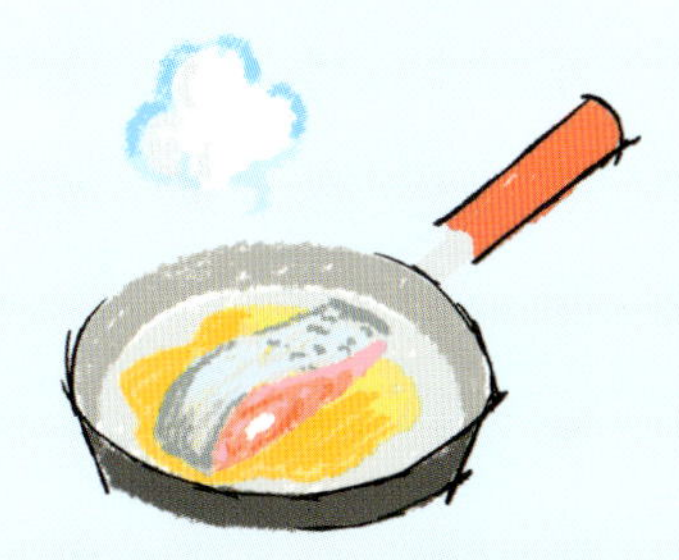

アスタキサンチンは水には溶けないが、油には溶け出してきます。調理で上手に摂りましょう。

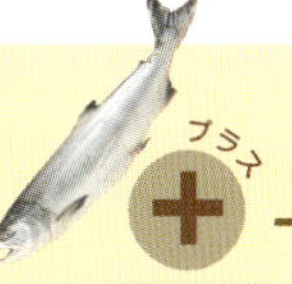

カラダに効く！ 食べあわせ

＋（プラス）

	組みあわせ	効果	効く症状	おすすめメニュー
＋	牛乳	さらにカルシウムをプラス	イライラ解消	さけとあさりのクラムチャウダー
＋	じゃがいも	肌の生成をビタミンCがサポート	美肌効果	さけとじゃがいもときのこのバターホイル焼き
＋	トマト	ビタミンB_2にリコピンをプラス	アンチエイジング	さけのオーブン焼きトマトソースがけ
＋	しいたけ	EPA、DHAにエリタデニンをプラス	動脈硬化予防	さけときのこの田舎汁、焼ざけのきのこソース

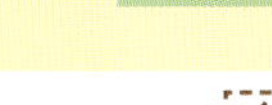

メモ　さけの中骨だけを缶詰にしたものは、栄養価が高く、手早くおかずを作るのにも重宝します。中骨と野菜を煮込みスープにしたり、スライスたまねぎとおかかをのせるだけでも、一品できあがり。

さんま

EPA、DHAが豊富な秋の味覚の代表

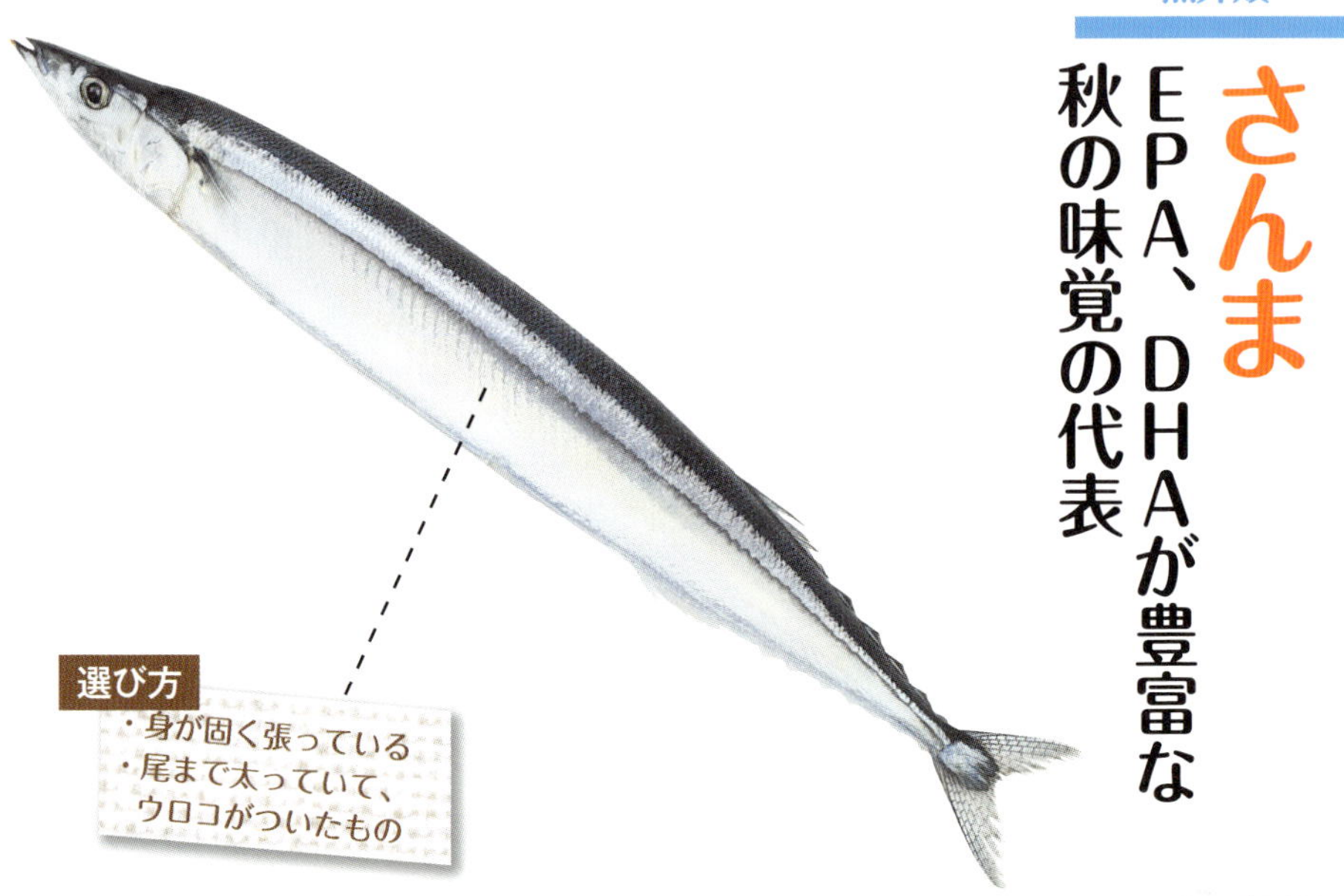

選び方
・身が固く張っている
・尾まで太っていて、ウロコがついたもの

マメ知識
青魚の脂に含まれるDHAが脳の栄養素と呼ばれるのは、脳細胞の膜に存在し、脳内でも特に記憶や学習を司る海馬に集まっているからです。

栄養と効能

栄養	効能
DHA	老人性痴呆症の予防
EPA DHA	脳卒中の予防
EPA DHA	コレステロール低下
ビタミンA	眼精疲労
ビタミンB_2	美肌効果
ビタミンB_{12}	貧血予防

DATA

生息域	日本全国、アメリカ西岸に至る北大西洋
旬	9～12月
カロリー	310kcal／100g
保存	内臓と頭を取り、塩をふり、一尾ずつラップして冷蔵か、冷凍

安全のためのひと手間　頭や内臓は取る

9～10月の最盛漁期に栄養素も増える

旬のさんまの脂にはEPAやDHAが豊富で、どちらかといえばDHAのほうが多く含まれています。DHAはEPAと同様に、動脈硬化や脳卒中を防ぐだけでなく、脳の働きをよくする作用があります。

ビタミンA・B_2・B_{12}、Dなどの含有量が多いこともさんまの特徴です。中でも、赤血球をつくるために必要となるビタミンB_{12}が多く含まれているため、貧血の予防や改善に積極的にいただきたい魚です。また、血合い肉や皮に含まれるビタミンB_2は口内炎や口角炎、肌荒れに効果を発揮します。

美味しくいただく栄養のコツ

1 旬を外した生より、旬の冷凍物のほうが栄養素が多い

冷凍技術の発達により、旬に獲って冷凍し、その解凍物が多く出回っています。今の冷凍物の味は、脂がのっていない「走り」の時期の生より美味しく、EPA、DHA が豊富です。

2 焼きさんまのこげにはだいこんおろし

魚の皮がこげると、トリプトファンという発がん性物質ができますが、だいこんおろしに含まれる消化酵素やビタミンCはこの物質の影響を抑える働きがあるといわれています。

3 DHAを摂取して脳を活性化

成長期の子どもにDHA を摂取すると、集中力が高まり学習能力が向上することが研究でわかっています。魚ばなれがいわれていますが、積極的に食卓に上げたいところです。

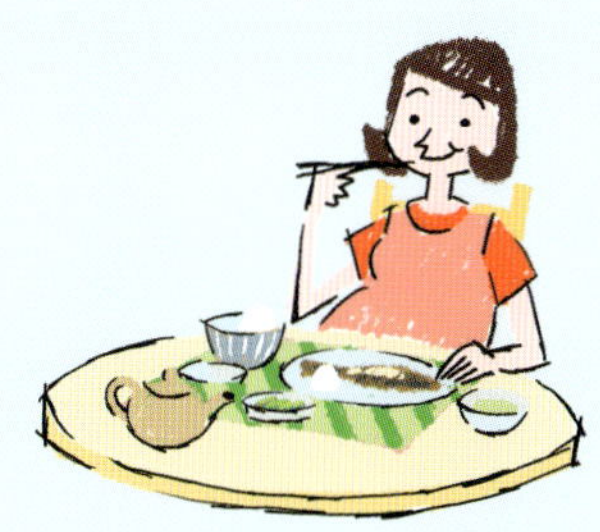

DHA は、胎児の脳の発育にも影響するといわれ、妊娠中に心がけて摂りたい成分です。

カラダに効く！食べあわせ

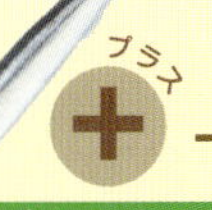

組みあわせ	効果	効く症状	おすすめメニュー
＋ アスパラガス	β-カロチンが EPA・DHAの酸化を防ぐ	高血圧改善	さんまとアスパラガスのオレガノグリル
＋ アーモンド	ビタミンEが EPA・DHAの酸化を防ぐ	脳卒中予防	さんまのスライスアーモンド揚げ
＋ ねぎ	硫化アリルが血液サラサラ効果アップ	動脈硬化予防	さんまの竜田揚げ豆板醤ソース／白髪ねぎ添え
＋ ごぼう	コレステロール値を抑制する食物繊維をプラス	コレステロール正常化	さんまとごぼうの炊き込みご飯

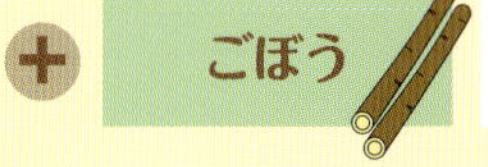

メモ 脂肪のつき加減はさんまの美味しさのバロメーターですが、獲れる時期や産地で脂のノリが変わります。北海道沖で 10 月頃に獲れるさんまは脂が一番多いといわれ、EPA やＤＨＡも豊富です。

たい
タウリンが豊富に含まれる魚の王様

栄養と効能

たんぱく質	タウリン	ビタミンB_1
筋肉 臓器生成	血栓予防	食欲増進

DATA

- **生息域** 北海道南部以南、東シナ海など
- **旬** 11～3月
- **カロリー** 142kcal／100g（まだい／天然）
- **保存** 内臓を取り除いてきれいに水洗いし、ラップして冷蔵

安全のためのひと手間 内臓を取り除く

選び方
- ・40～50cm
- ・天然ものは鮮やかな赤色
- ・養殖は色がくすみ、ずんぐりしている

うま味成分のイノシン酸が豊富

イノシン酸は分解速度が遅いため、調理後、時間を置いてもうま味成分が残ります。これが「腐っても鯛」といわれる所以（ゆえん）です。

たいは低脂肪で栄養価の高いたんぱく質を含み、消化のよい白身魚の代表といわれています。

食通好みの眼球には私たちの関節の髄液と同じ成分のムコ多糖類で、関節トラブルの改善効果があるといわれています。その他、肌や血管などをしなやかに保つ働きもあります。

その姿の美しさからおめでたい席にもよく用いられ、人気の高い魚です。

美味しくいただく栄養のコツ

たいの頭、骨はあっさり潮汁で

たいの骨は硬くて厄介だといいますが、頭と一緒にぶつ切りにして潮汁にすると、たい特有の脂が染み出た贅沢な一品になります。

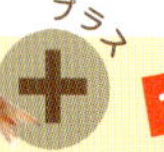

＋（プラス） カラダに効く！食べあわせ

組みあわせ	効果	効く症状	おすすめメニュー
＋ ながいも	ビタミンB_1・E、カリウムをプラス	美肌効果	たいのとろろ汁、海鮮とろろ丼、たい刺身とろろがけ
＋ 卵	良質たんぱく質をプラス	老化防止	たいめし、たい入り茶わん蒸し／たいのフライ

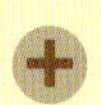

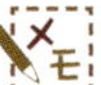

メモ　真だいは皮下にうまみ成分があるので、皮ごと刺し身に卸していただくとよいでしょう。切り身にする前に皮に熱湯を注ぎかけて皮霜造りにすると、臭みが取れるだけでなく味も締まります。

かつお

血をつくり骨を丈夫に

栄養と効能

タウリン	鉄	DHA・EPA
疲労回復	貧血予防	コレステロール低下

DATA

生息域 日本近海 熱帯、温帯海域

旬 3～12月

カロリー 114kcal／100g（春） 165kcal／100g（秋）

保存 水分を拭き取り、ラップで密閉して冷蔵

安全のためのひと手間 頭と内臓を切り落とし、きれいに水洗い

選び方

・切り身は色が濃く、みずみずしいもの
・茶色が強いものは生食に適さない

ビタミン類とナイアシンの宝庫

切り身100g中、19mgのナイアシンが含まれています。これは成人男性の一日の推奨量の15mgを十分に賄う量です。ナイアシンは消化や血液循環を助ける栄養素であり、不眠症状を緩和する働きもあります。

また、皮に多く含まれるビタミンB_2は成長期に欠かせない栄養素です。さらに、ビタミンDが骨粗しょう症の予防に、鉄分が貧血予防に効果を発揮します。

とりわけ初夏のかつおはたんぱく質が多い割には脂肪分が少なく、高たんぱく、低脂肪のダイエット食材といえます。

美味しくいただく栄養のコツ

たたきに欠かせないにんにく

皮をあぶってたたきでいただくのが、かつおの定番。薬味のにんにくは、かつおに含まれる栄養素のビタミンB_1の吸収を高める働きを促します。

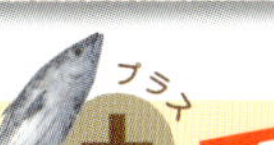

＋（プラス） カラダに効く！食べあわせ

組みあわせ	効果	効く症状	おすすめメニュー
＋ 納豆	食物繊維をプラス	腸の清掃	アボカドかつお納豆、かつお納豆ユッケ
＋ じゃがいも	豊富なビタミンCが効果を発揮	高血圧や心筋梗塞予防	なまり節と根菜煮、新じゃがのかつおバター焼き

メモ かつお節は保存性も高く、栄養素も凝縮していますので、非常食にもなります。味噌汁のだしが一般的ですが、ご飯やおにぎりの具、お浸しやチーズに和えるなど、あれこれ試してもよいでしょう。

ぶり
脳を活性化させるDHAがたっぷり

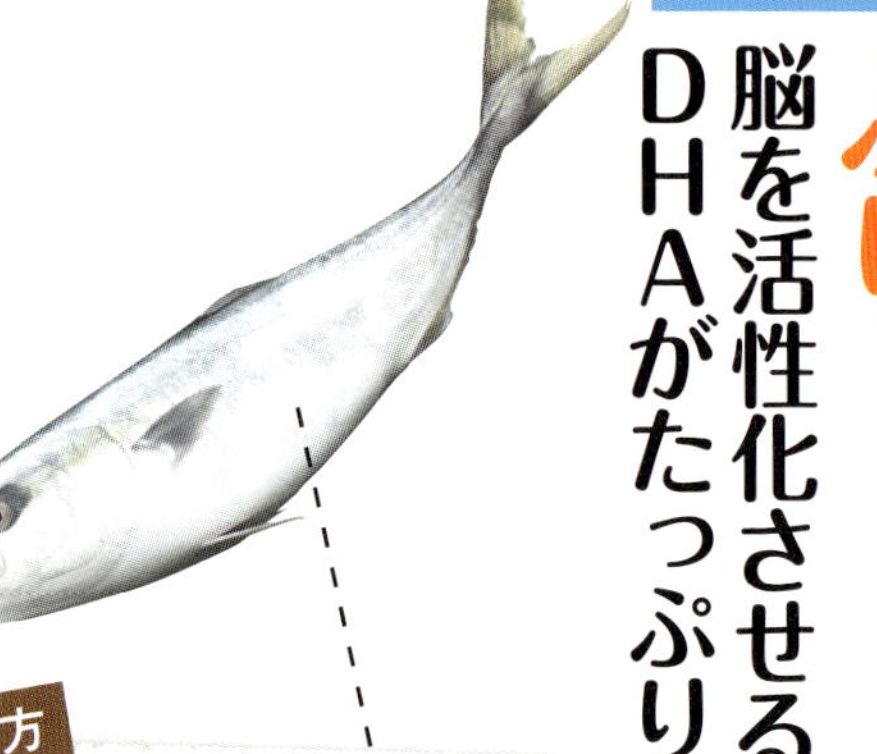

栄養と効能

EPA	ナイアシン	ビタミンD
血管系の病気予防	二日酔い予防	骨の生成

DATA

生息域	日本各地
旬	10～5月
カロリー	257kcal／100g（成魚）
保存	水気を切り、塩をふってから保存

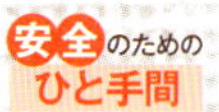
安全のためのひと手間　タレに漬け込んで有害物質を取り除く

選び方

- 血合いの色が鮮やかな赤色をしたもの
- 弾力があるもの
- パックに血汁が出ていないもの

高度不飽和脂肪酸が血管系を改善

動脈硬化や脂質異常症、心筋梗塞などの予防によいといわれているＥＰＡやタウリンが豊富です。さらに、抗酸化作用のあるビタミンＥも含まれ、脂肪の酸化を防ぎます。

脳の発達に欠かせないＤＨＡも豊富に含まれているので、成長期の子どもやシルバー世代などは、積極的にいただくようにするとよいでしょう。

また、ビタミンＤは骨の成長を助けます。これが不足すると子どもの場合はくる病を、成人は骨粗しょう症、そして骨軟化症を起こしやすくなります。

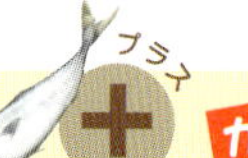
美味しくいただく栄養のコツ

皮や血合いも栄養豊富

皮や血合いの部分には、ビタミンB群の仲間であるナイアシンが多く、血行をよくし、皮膚を健康に保ち、脳神経の働きを助けてくれます。

プラス　カラダに効く！食べあわせ

	組みあわせ	効果	効く症状	おすすめメニュー
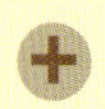	だいこん	アミラーゼが胃腸を守る	整腸作用	ぶりだいこん、ぶりの竜田揚げのだいこんおろし添え
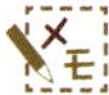	モロヘイヤ	ビタミンCとβ-カロチンをプラス	アンチエイジング	ぶりの照り焼のモロヘイヤ丼／ポン酢添え

メモ　天然ぶりは脂があっさりしているので刺し身にうってつけで、照り焼きにすると味が締まります。中でも相性のよいだいこんと煮たぶり大根では、ぶりの味がだいこんに染み込み、ふくよかな味わいになります。

まぐろ

DHAが多い健脳食

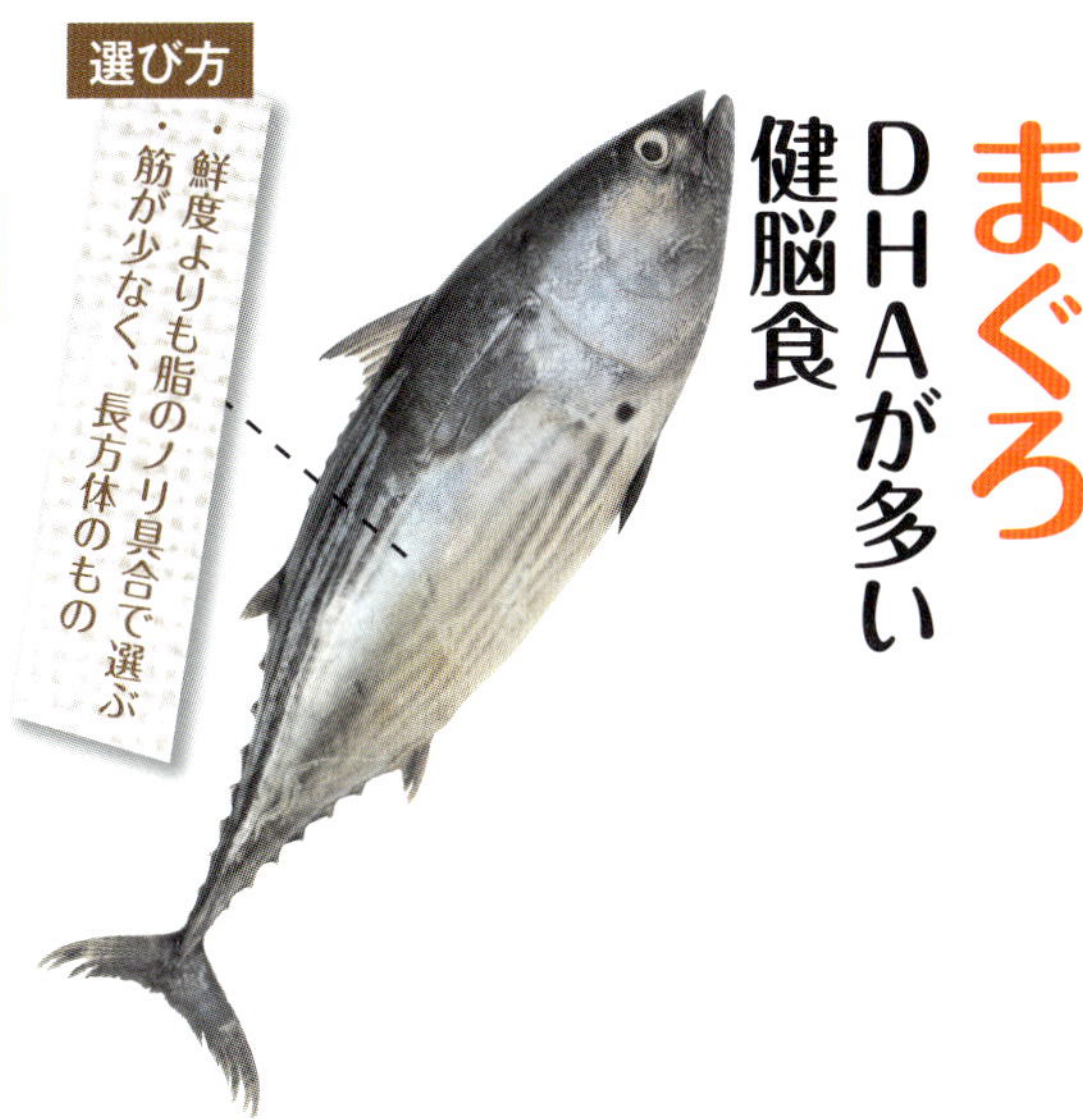

選び方

・鮮度よりも脂のノリ具合で選ぶ
・筋が少なく、長方体のもの

栄養と効能

DHA	EPA	タウリン
脳の働きを高める	脳梗塞予防	老化予防

DATA

生息域	日本近海　温帯海域
旬	8～4月
カロリー	141kcal／100g（めかじき）
保存	マグロから染み出た水気を拭き取り、キッチンペーパーで包んだ上からラップして冷蔵

安全のためのひと手間 冷凍マグロを再び冷凍しないこと

ミオグロビンとヘモグロビンがたっぷり

まぐろなど赤身の魚には血合い肉が多く含まれています。血合い肉は、鉄分豊富なミオグロビンと血色素のヘモグロビンの宝庫。鉄欠乏性貧血の予防に効果があると、古くからいわれています。

また、血中コレステロールの降下作用や肝臓強化の効果があるとされるタウリンの含有率も高めです。

ただ、血合いは特有のにおいなどのクセがあるので、敬遠されがちです。しょうゆやバター、にんにくなどの薬味を上手に使い、香りをつけるなどの工夫が必要でしょう。

美味しくいただく栄養のコツ

DHA が脳の働きを高める

まぐろの脂身に含まれるDHA の量は群を抜いています。さらに脂がのった冬場のまぐろは成長期の子どもには貴重な食材といえるでしょう。

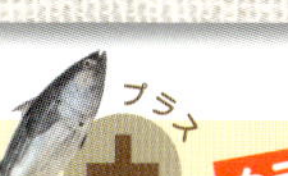

＋（プラス） カラダに効く！食べあわせ

組みあわせ	効果	効く症状	おすすめメニュー
＋ ねぎ	カリウムをプラス	高血圧予防	ねぎま汁、揚げまぐろとねぎのコチュジャン炒め
＋ アボカド	ビタミン類をプラス	血行促進	まぐろとアボカドのサラダ／手巻き寿司

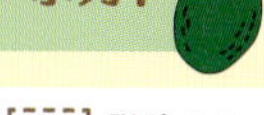

メモ　脂肪ののったトロは、おいしさとは裏腹に脂肪が高いのが欠点。それに引き換え、赤身は低エネルギーであるうえにたんぱく質が多いという、ダイエット、メタボ予防にはうってつけです。

たら
ダイエットに最適 低脂肪の白身魚

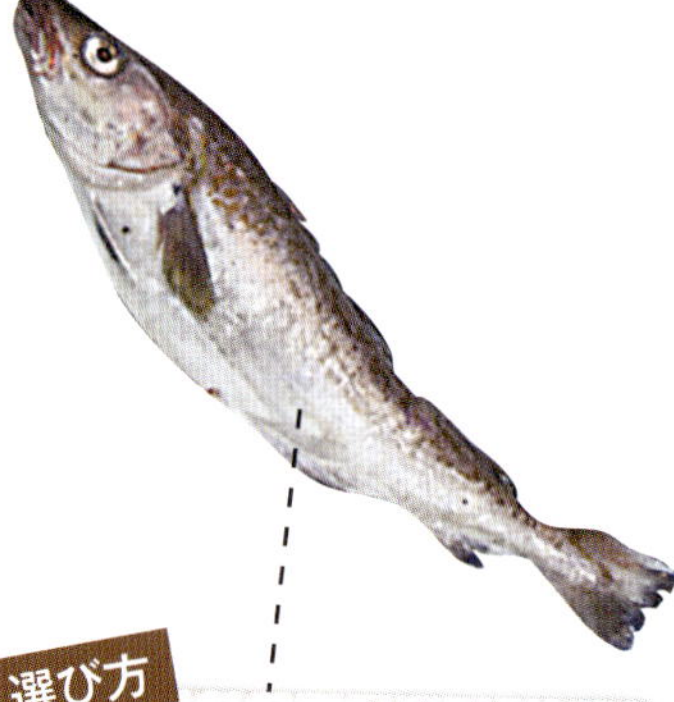

栄養と効能

ビタミンA	ビタミンD	亜鉛
視力減退予防	カルシウムの吸収を高める	免疫機能を高める

DATA

生息域	北太平洋 朝鮮半島からサンタモニカ、茨城以北
旬	10～2月
カロリー	77kcal／100g（まだら）
保存	切り身は1切れずつラップして冷蔵
安全のためのひと手間	切り身に塩や味噌を施し保存性を高める

選び方

- 目が黒く皮にハリがあるもの
- 切り身に透明感があり、みずみずしいもの

白子や肝臓はビタミンA・Dの宝庫

昔から栄養補強剤として親しまれている肝油は、たらやさめの肝臓が原料です。肝臓やオスの抱える白子にはたんぱく質やミネラル、ビタミンA・Dがたくさん含まれています。

ビタミンAは視力低下の予防、皮膚や粘膜の健康維持に効果があるといわれ、さらにビタミンDは骨や歯を丈夫に保つために欠かせない栄養素と期待してされています。

白子や肝臓に野菜やたんぱく質豊富な豆腐などを加えてたらちり鍋にしていただけば、バランスのよい栄養素が摂取できます。

美味しくいただく栄養のコツ

低脂肪、低エネルギーの白身魚

白身魚の中でも脂肪分の少なさはトップクラス。エネルギー量はまだら100g中、わずか77kcalで脂肪は0.2g。ダイエットにおすすめの食材です。

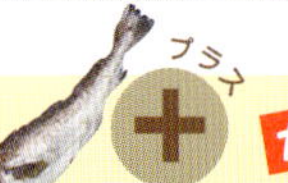

＋（プラス） カラダに効く！ 食べあわせ

組みあわせ	効果	効く症状	おすすめメニュー
＋ こんぶ 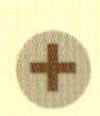	ビタミンDが活躍するカルシウムをプラス	歯や骨を丈夫に	たらのこぶじめ、たら入り湯豆腐ポン酢だれ
＋ だいこん	ビタミンPをプラス	毛細血管を強化	じゃっぱ汁、たらのみぞれ煮／ゆでたらのサラダ

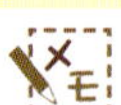

メモ すけとうだらの卵、たらこにはビタミンEが豊富に含まれ、老化予防や生殖機能を正常に維持する働きがあるといわれ、塩漬けや辛子漬けのほか、冬場の旬には生も出回るようになりました。

かれい

コラーゲンとビタミンA ダブルで美肌

栄養と効能

コラーゲン	ビタミンB_1	ビタミンD
美肌効果	ストレスを和らげる	カルシウムの吸収を高める

DATA

- **生息域** 大分から北海道南部 東シナ海・渤海
- **旬** 3～12月
- **カロリー** 93kcal／100g（まこがれい）
- **保存** 内臓を取り出し、腹を水洗いし、ペーパータオルで水気を取る

安全のためのひと手間 内臓を取り除き、きれいに水洗い

選び方

- 身の厚いもの
- 表面にツヤがあり、ぬめりのあるもの

ヒレのつけ根に注目成分がたっぷり

かれいの煮付けを冷蔵庫に一晩寝かせると、煮汁が固まります。これは煮こごりといい、ヒレの付け根のエンガワに含まれるコラーゲンが煮汁に溶け出したもので、冷やされたことでゼリー状に固まったものです。

子持ちがれいの煮付けは、卵に含まれるビタミンAが肌荒れに効果があるといわれていますので、煮こごりのコラーゲンとダブルで美肌効果が期待されます。

ただし、かれいの身そのものを味わいたいという時は、子持ちがれいは身がパサパサなので避けたほうがいいでしょう。

美味しくいただく栄養のコツ

良質たんぱく源の白身魚

刺し身は皮や肝を薬味に和えれば、コラーゲンやビタミンAがプラスされ、栄養価のバランスが一段と上がります。

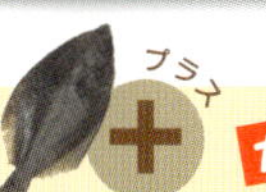

＋（プラス） カラダに効く！食べあわせ

組みあわせ	効果	効く症状	おすすめメニュー
＋じゃがいも	ビタミンCがコラーゲンの生成を助ける	美肌効果をさらにアップ	かれいのムニエル粉ふきいも添え／煮つけ
＋にんじん	β-カロチンをプラス	肌荒れ防止	かれいの沢煮あんかけ、野菜入りかれいのホイル焼き

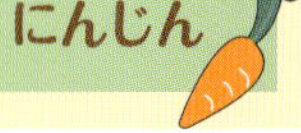

メモ 小ぶりのかれいを3枚におろし、骨の部分を1日天日干しして素揚げすれば、カルシウムたっぷりの骨せんべいのできあがり。酒の肴だけでなく、子どものおやつにもうってつけです。

うなぎ

ビタミンAで夏バテ防止に効果絶大

栄養と効能

ビタミンA	ビタミンB_1	ビタミンB_2
かぜ予防	疲労回復	成長促進

DATA

- **生息域** 日本各地
- **旬** 8～12月（天然）　5～8月（養殖）
- **カロリー** 293kcal／100g（蒲焼）
- **保存** 蒲焼の冷凍保存はラップと保存パックに入れて空気を抜く

安全のためのひと手間 市販の蒲焼はタレをペーパータオルで拭き取り、レンジで過熱

選び方

- 国産のものを選ぶ
- タレのかかっていないものがベスト

土用の丑の日のうなぎは夏を乗り切る風習

夏バテ防止として知られるうなぎの蒲焼は、たんぱく質、脂肪はじめビタミンA・B_1・B_2・D・E、亜鉛などを含んでいます。ビタミンAは、目の粘膜を強化して視力低下を予防するとともに、皮膚の粘膜を修復して、丈夫な髪や爪をつくります。ビタミンB_1とB_2は、糖質や脂質がエネルギーになる時に必要な栄養素で、疲労回復に効果があります。

また、コレステロール値もかなり高いので脂質異常症が気になるなら、食物繊維たっぷりのわかめの酢の物を副菜として摂るのをおすすめします。

美味しくいただく栄養のコツ

添加されているタレは取り除く

市販の蒲焼についているタレは使わず、蒲焼きはしょうゆ、みりん、砂糖で自家製ダレを作り日本酒をふってレンジで加熱。

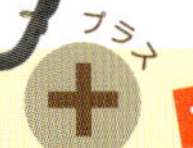

プラス カラダに効く！食べあわせ

組みあわせ	効果	効く症状	おすすめメニュー
トマト	リコピンとビタミンCをプラス	美肌効果を促進	うなぎのトマトソース、さっぱりサラダ風うな丼
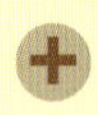 わかめ	食物繊維とミネラルをプラス	コレステロールを除去	うなぎとわかめの酢の物、うなぎ入りサラダそうめん

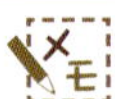

メモ　蒲焼は高脂肪、高カロリー、ビタミンAがずば抜けて豊富な滋養強壮食品です。病中病後の絶好の栄養源となりますが、逆に栄養価が高い分、メタボ気味の方にはおすすめできません。

わかさぎ
フライ、天ぷらで丸ごと食べるカルシウム

栄養と効能

セレン	鉄	カルシウム
老化予防	貧血予防	更年期障害対策

DATA

生息域 利根川、島根県以北の汽水

旬 11～3月

カロリー 77kcal／100g

保存 内臓を取り除き、水洗いしてペーパータオルで水気を切って冷蔵

安全のためのひと手間 小さなものでも内臓はきれいに取り除く

選び方
- ・透明感のあるもの
- ・銀色に光っているもの

ビタミンEにまさるセレンの抗酸化作用

体長15㎝ほどの淡水魚です。小魚ながら身には抗酸化作用に富むミネラルの一種セレンが含まれ、そのパワーはビタミンEをまさるといわれます。しかも、ビタミンEも含有。2つの抗酸化成分の相乗効果で、老化予防にとてもよい食材といえます。

また、カルシウムも5匹食べれば、女性の一日の推奨量である650㎎が摂れて、エネルギー量は約80キロカロリーと魅力に富んでいます。

冬の季節には、定番の天ぷらや焼き物で美味しくいただきたい魚です。

美味しくいただく栄養のコツ
鉄不足を補う小魚パワー

油で揚げれば骨も柔らかくなり、頭から丸ごと食べられます。しかも何匹食べてもあきない味わいで、カルシウムをふんだんに摂取できます。

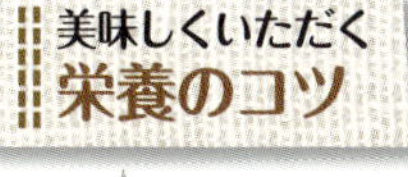

＋（プラス）カラダに効く！食べあわせ

組みあわせ	効果	効く症状	おすすめメニュー
＋ ほうれんそう	鉄分をさらにプラス	めまい、健忘症に	わかさぎとほうれんそうの塩こしょう炒め
＋ たまねぎ	硫化アリルをプラス	血液をサラサラに	わかさぎの南蛮漬け、わかさぎのビネガーサラダ

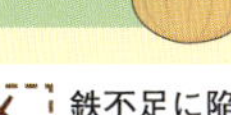

メモ 鉄不足に陥るとめまい、疲労感、息切れや耳鳴りなどを引き起こすといいます。貧血予防に欠かせない鉄分や銅などが含まれるわかさぎは、特に女性には積極的に食べてほしい一品です。

いか
豊富なタウリンが高血圧、心臓病を予防

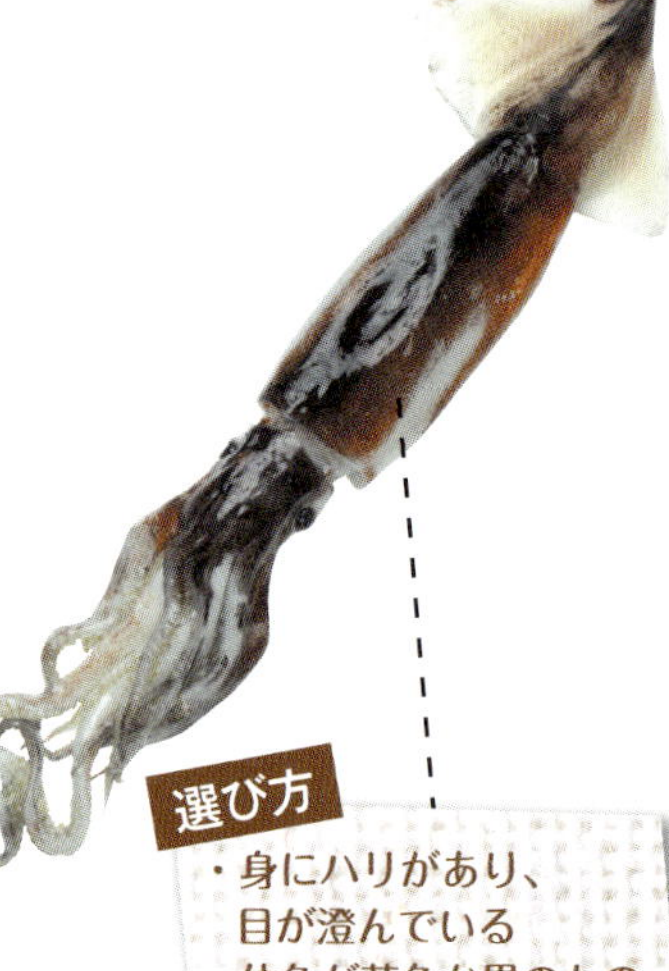

選び方
・身にハリがあり、目が澄んでいる
・体色が茶色か黒のもの

栄養と効能

タウリン	たんぱく質	ビタミンE
コレステロール低下	筋肉をつくる	冷え症予防

DATA

生息域	日本周辺、オホーツク海、東シナ海
旬	3〜12月
カロリー	88kcal／100g(するめいか)
保存	内臓を取り出し、腹を水洗いし、ペーパータオルで水気を取る

安全のためのひと手間　きれいに水洗い

煮ても、焼いても、炒めても変わらぬ栄養

一昔前まで高血圧の人はコレステロールが多く含まれるいかは食べないほうがいいといわれていましたが、いかに含まれるタウリンが血中コレステロールを下げる働きがあることがわかり、今では、積極的にいただくようにすすめる医師もいるようになりました。

さらに、タウリンは血圧の調整や、肝臓機能を向上させる働きがあるため、アルコール障害にも効果があるといわれています。

また、いかすみに含まれるムコ多糖類は細胞を活性化させると注目され、がん予防に期待されています。

美味しくいただく栄養のコツ

するめは、かめばかむほど健康的

加工されたするめにもタウリンや亜鉛などが豊富です。よくかむことであごの発達を促し、唾液の分泌が上がり、体の機能が改善されます。

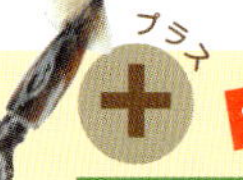

＋(プラス) カラダに効く！食べあわせ

組みあわせ	効果	効く症状	おすすめメニュー
＋ じゃがいも	ビタミンとカリウムをプラス	疲労回復	いかとじゃがいもの煮物／トマトクリームグラタン
＋ 卵	ビタミンEをさらにプラス	老化予防	いかそうめんの卵和え、いかとニラの卵とじ

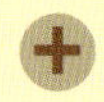

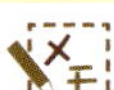

メモ　いかは生の刺し身のほか、煮てよし、炒めてよし、焼いてよしの万能食。また、脂肪が少ないため酸化に強く、冷凍を繰り返しても味も栄養もそれほど落ちることはありません。

たこ

タウリン含有量は軟体魚介類の中で最大

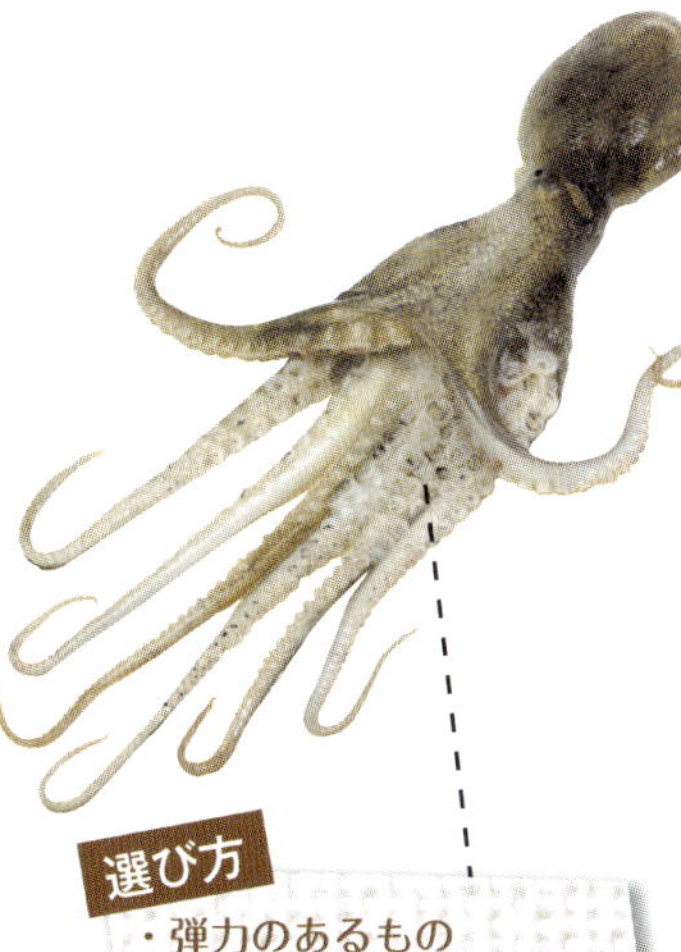

栄養と効能

タウリン	たんぱく質	亜鉛
視力改善	美肌効果	味覚障害予防

DATA

生息地 常磐、能登半島以南（真だこ）

旬 12～4月

カロリー 76kcal／100g（真だこ）

保存 水気を取りペーパータオルにくるんで冷蔵。冷凍は袋に入れて

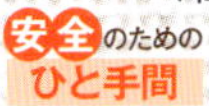

生だこはぬめりを取って塩をふる

選び方

・弾力のあるもの
・国産のゆでだこは小豆色

豊富な亜鉛が味覚障害や肌の改善を促す

たこは、軟体動物特有のタウリンと亜鉛を多く含有しています。

特に、タウリンは視力回復に効果があるといわれるほか、肝臓の機能を高め、呼吸器系や循環器系の改善にも寄与する栄養素といわれています。

亜鉛は、不足すると食べ物の味がわからなくなる味覚障害をはじめ、あせもや湿疹など、肌のトラブルの原因になるとも考えられています。

インスリンの合成にも必要な成分で、不足すると男性は生殖機能の低下になるといわれています。

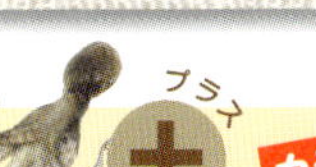

食物繊維食品と食べあわせ

食物繊維とβ-カロチンが豊富なかぼちゃを食べあわせれば、美肌維持に効果の期待されるたんぱく質と相交じって女性の強い味方に。

＋（プラス） カラダに効く！ 食べあわせ

組みあわせ	効果	効く症状	おすすめメニュー
＋ さといも	食物繊維をプラス	脳細胞の活性化	たことさといもの煮物、いもたこたき込みご飯
＋ セロリ	ビタミンCとβ-カロチンをプラス	頭痛改善	たことセロリのオリーブ炒め／コンソメスープ

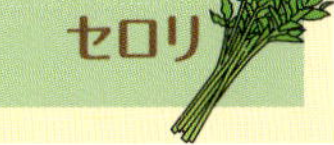

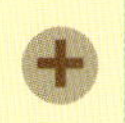

コーラでたこを煮ると柔らかくなるだけでなく、適度な甘味も加わり美味しく仕上がります。また、オリーブオイルとも相性がよいので、パスタとあわせてもよいでしょう。

えび
タウリンだけでなくカルシウムも豊富

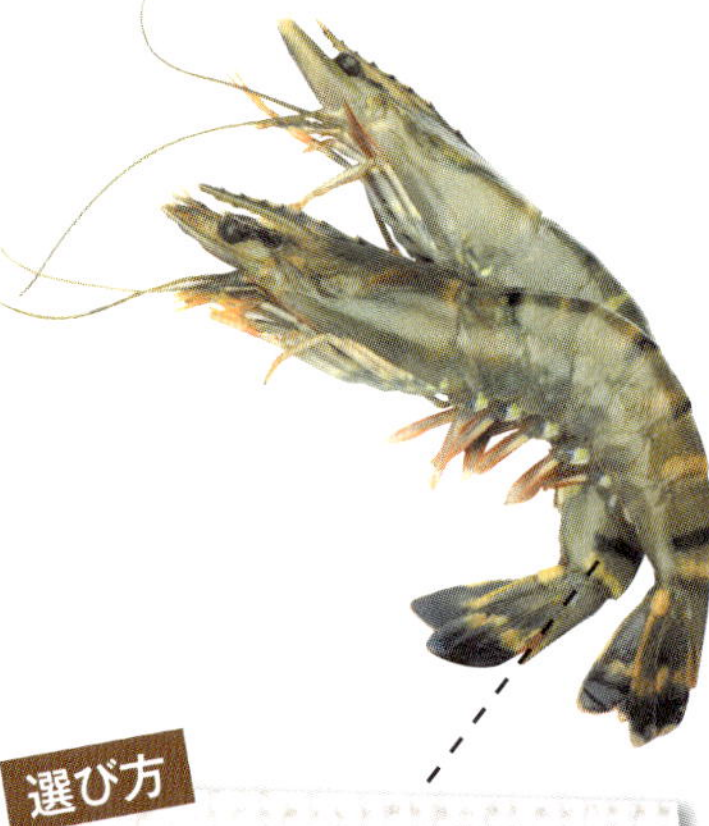

栄養と効能

タウリン	DHA	カルシウム
網膜の改善	脳細胞の活性化	骨の健康維持

DATA

- **生息域** 北海道南部から韓国、台湾、中国、オーストラリア北部（車えび）
- **旬** 9～2月（車えび）
- **カロリー** 97kcal／100g（車えび）
- **保存** ラップして冷蔵。冷凍は水を入れたタッパーで

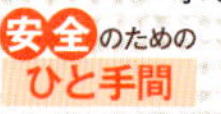

安全のためのひと手間 背ワタをしっかりと取り除く

選び方
- 身が透けて見えるもの
- 身がしっかり詰まっているもの

高たんぱく、低脂肪でダイエットにうってつけ

えびはおいしいだけでなく、高たんぱくで低脂肪、しかも炭水化物はゼロに近く、まさにダイエットやメタボ体質の方にはありがたい食品です。

血液の流れをスムーズにし、頭の働きや動脈硬化、痴呆予防につながるといわれるDHA、さらに心筋梗塞や脳血栓などに効果が期待されているEPAも多く含まれています。

頭や殻も決してムダにできません。骨粗しょう症予防のカルシウムや便秘や冷え性に効くといわれるキチンが含まれていて、栄養のかたまり食品といえます。

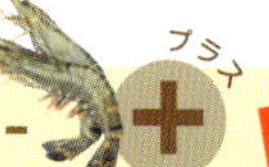

美味しくいただく栄養のコツ

えびの尾や殻もいただける

尾や殻に含まれるキチンは動物性の食物繊維です。頭と殻をだし汁にした味噌汁や、天ぷらにすれば尾まで余さずいただけます。

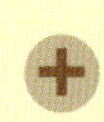

＋（プラス） カラダに効く！食べあわせ

組みあわせ	効果	効く症状	おすすめメニュー
＋ しいたけ	β-グルカンをプラス	血中コレステロールを下げる	えびとしいたけの炊き込みご飯、えびしんじょう
＋ チーズ	カルシウムをプラス	脂肪分解力をアップ	えびグラタン、チーズ巻きえびフライ

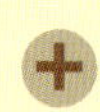

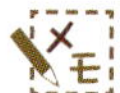

メモ　えびには、コレステロールが多く含まれるところから肥満の元と敬遠するという人も多いようですが、えびのタウリンはこれを上回るパワーで血中コレステロール値を下げてくれます。

かに
低カロリーでヘルシーなたんぱく源

栄養と効能

たんぱく質	タウリン	亜鉛
体をつくる	動脈硬化予防	味覚障害改善

DATA

生息域	日本海、オホーツク海、カムチャッカ、ベーリング海など
旬	10～2月
カロリー	63kcal／100g（ずわいがに）
保存	ゆでて冷凍

安全のためのひと手間　新鮮なうちにゆでる　気になる人は味噌を食べない

ずわいがに
甘味のある上品な味わい。別称に「越前がに」「松葉がに」などがある。

かには国内だけでも800種類以上生息している。有名なのはずわいがに、毛がに、わたりがにのほかに、たらばがに（かにではなくヤドカリの類） など。

亜鉛の含有量はかきに次いで豊富

　脂質、炭水化物がゼロに近く、低カロリーで高たんぱく。冬の高級食材として人気があります。食生活が偏食気味になると、亜鉛不足で味覚障害や嗅覚異常を起こすことがありますが、かには亜鉛を豊富に含むため、そういった異常症状の予防にもなります。

　タウリンも豊富に含まれ、血液中のコレステロールの増加を抑えて、脳卒中や動脈硬化、胆石を予防するほか、心臓病や肝臓病の予防も期待できます。

　また、鉄の作用を助けて貧血を予防する銅も豊富に含まれています。

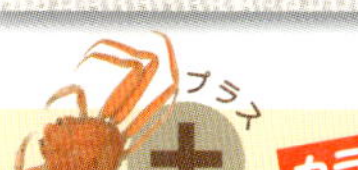

緑黄色野菜やきのことの組みあわせが◎
タウリンやナイアシン、ミネラルは豊富ですが、ビタミンは少量しか含まれません。緑黄色野菜やきのこ、種実と食べあわせると効果的です。

＋（プラス） カラダに効く！ 食べあわせ

組みあわせ	効果	効く症状	おすすめメニュー
＋ ブロッコリー	食物繊維とビタミンを補強	老化防止	かにとブロッコリーのクリーム煮／あんかけスープ
＋ にんじん	タウリンにビタミンを補強	強肝作用	かにとにんじんとナッツのピラフ／鍋物

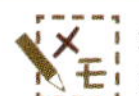

かに味噌は、味噌とつくので脳味噌と思われがちですが、実は肝臓や、すい臓部分。新しい細胞を作る原材料となる核酸が多く含まれ、新陳代謝を活発にし、老化防止につながります。

あさり

吸収率の高いヘム鉄が豊富

血液をつくる鉄やビタミンが豊富

ビタミンB_{12}の含有量は、貝類でトップクラス。さらに、吸収率の高いヘム鉄が多く、貧血予防に効果的。鉄の吸収力を上げるには、たんぱく質とビタミンCをプラスするとよいでしょう。肝臓の解毒作用を高めるタウリンもふんだんで、二日酔いには、あさりの味噌汁がおすすめです。

選び方
- 殻にツヤがあるもの
- 模様が鮮明なものを選ぶ

栄養と効能

ビタミンB_{12}	タウリン
造血作用	肝機能の向上

DATA

カロリー
30kcal／100g

保存
塩水（水1カップに塩小さじ1）に入れて、冷蔵

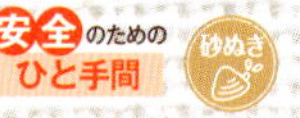

安全のためのひと手間
殻をきれいに洗う、砂ぬき

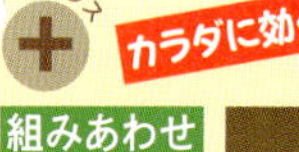

プラス カラダに効く！ 食べあわせ

組みあわせ	効果	効く症状	おすすめメニュー
＋ きのこ	タウリンと食物繊維が作用	動脈硬化	あさりときのこの卵とじ／パスタ

しじみ

オルニチンが肝臓を修復

小さな身の中に栄養素が凝縮

古くから黄疸（おうだん）の特効薬といわれるほど、肝臓の働きを助ける成分が豊富です。グリコーゲンやビタミンB_{12}アミノ酸のひとつであるオルニチンが肝機能を高め、肝臓の解毒作用を高めます。量は少ないながらも、卵や牛肉に匹敵するほど良質なたんぱく質が含まれます。

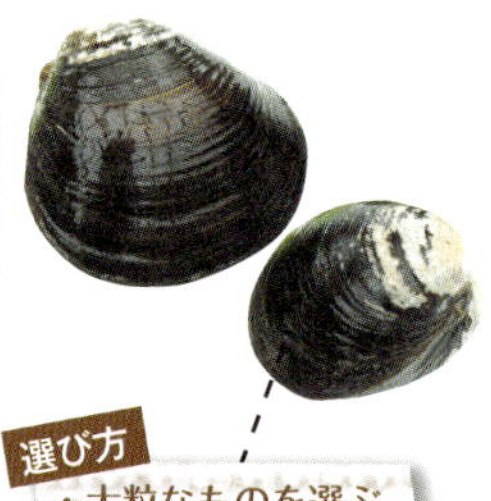

選び方
- 大粒なものを選ぶ
- 表面は濃い黒褐色

栄養と効能

グリコーゲン	オルニチン
肝機能の向上	肝機能の向上

DATA

カロリー
51kcal／100g

保存
冷凍すると旨味も成分も2〜3倍に

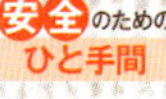

安全のためのひと手間
殻をきれいに洗う、砂ぬき

プラス カラダに効く！ 食べあわせ

組みあわせ	効果	効く症状	おすすめメニュー
＋ 卵	良質たんぱく質が強肝作用をアップ	肝機能の向上	しじみと卵のみそ汁、しじみと卵の雑炊

かき
栄養素がたっぷり詰まった滋養強壮の逸品

栄養と効能

亜鉛	鉄	ビタミンB12
味覚障害改善	貧血予防	肝臓病予防

選び方
・貝柱が大きく、ふっくらしているもの
・むき身はふっくらして光沢があるもの

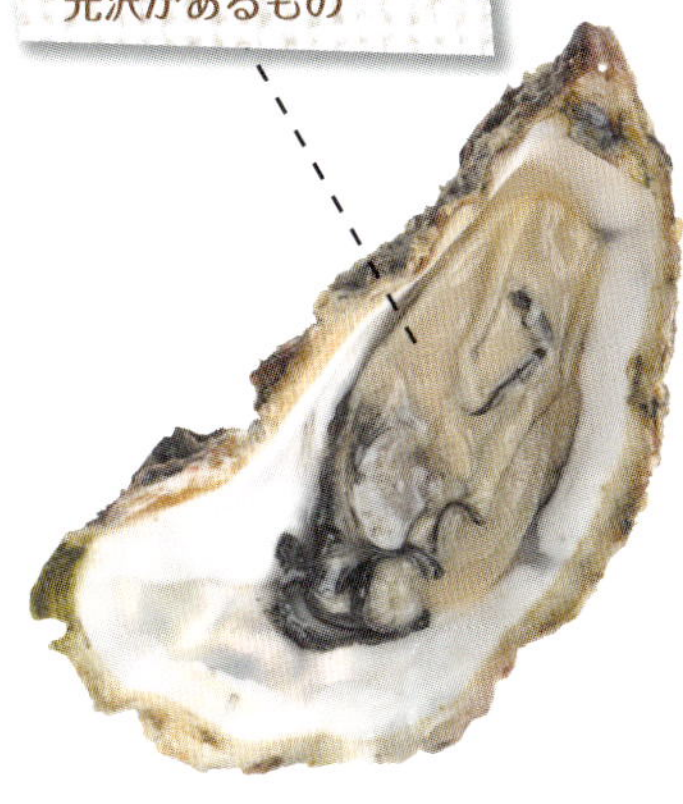

DATA

生息域	北海道を除く日本各地、中国、アメリカ、オーストラリア、フランス
旬	10～4月
カロリー	60kcal／100g
保存	殻つきのまま冷蔵。むき身はパックのまま冷蔵

安全のためのひと手間　だいこんおろしでむき身を洗う

ミネラルの宝庫 海のミルク、かきパワー

古くは時の権力者が長寿の秘具と好んで生食したというかきには、グリコーゲンやコハク酸などの栄養素が凝縮、海のミルクと称され、世界中で重宝されています。

グリコーゲンは体内で分解されるとブドウ糖となり、筋肉や脳の活動エネルギーになります。また、貧血予防となる鉄や銅も多く含まれていますので鉄欠乏性貧血に陥りがちな女性にはおすすめです。

さらに、タウリンやビタミンB_{12}が肝機能の働きを高めるなど、肝臓病予防で、その力を発揮してくれます。

美味しくいただく栄養のコツ
生命の基となるミネラル成分
亜鉛が不足すると、男性の生殖機能低下にも影響があるといわれてます。亜鉛を含むかきは子づくり中の方にもおすすめな食材です。

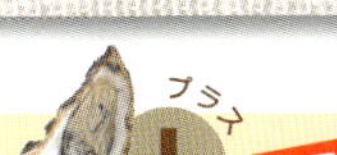

＋（プラス） カラダに効く！ 食べあわせ

組みあわせ	効果	効く症状	おすすめメニュー
＋ 豚肉	ビタミンB_1をプラス	疲労回復	かきと豚肉入り野菜鍋、かき入り豚キムチ炒め
＋ チンゲンサイ	β-カロチンをプラス	免疫力をアップ	かきとチンゲンサイの香味炒め／ミルクスープ

メモ　市販のかきには、紫外線殺菌した海水に放ち殺菌した「生食用」と、水揚げしてすぐに出荷した「加熱用」とがあります。加熱用のほうが旨みや栄養は上といわれています。

ほたて
北海育ちの低エネルギー貝

栄養と効能

タウリン	カリウム	ビタミンB₂
コレステロール低下	高血圧予防	口内炎の予防

DATA

- 生息域　東北以北、オホーツク海
- 旬　10～7月
- カロリー　72kcal／100g
- 保存　殻から外して、ひもなどを除き水洗い。水気を切って冷蔵

安全のためのひと手間　水洗いし水気を切る。貝柱の横にある黒い部分は捨てる

選び方

・殻の大きさではなく身の厚みと重いもの
・むき身は透明感があり、弾力があるもの

メイン料理となるバラエティー溢れるレシピ

通常、貝類はコレステロールが多く含まれていますが、ほたてはコレステロールがほかと比べて比較的低く、さらに、タウリンやEPAという成分が作用し、コレステロールを下げてくれます。総コレステロール値が気になる方にはおすすめの食材です。

また、女性ホルモンを促す成分もあるといわれ、女性の健康や美容にもいいといわれています。

刺し身や、オリーブオイル仕立てのカルパッチョ、バター網焼き、フライなどにしても美味しくいただけます。

美味しくいただく栄養のコツ

低コレステロールが魅力

肉厚でボリュームたっぷりなのでメインディッシュにもなりますし、細かく切り分ければ上品なサラダの具にもなります。

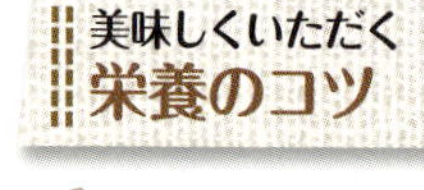

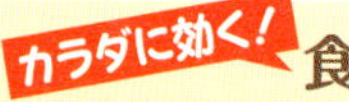

食べあわせ

組みあわせ	効果	効く症状	おすすめメニュー
キウイフルーツ	ビタミンCをプラス	皮膚や血管の組織を丈夫に	ほたてとキウイのサラダ／ほたてのカルパッチョ
しめじ	食物繊維をプラス	腸の働きを活性化する	ほたてときのこのホイル焼き／クリームパスタ

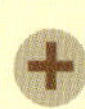

貝柱の周りについているひもは、炒め物などにすると歯ごたえと味わいのある一品となります。丁寧にはがし取ってください。ひもを塩でもみ洗いしてから流水で塩気や汚れを洗い流します。

すじこ
ビタミンEのカプセル

サケやマスの卵を卵巣膜に包んだまま塩蔵したもの。ビタミンEやEPA、DHAなどが豊富です。

栄養と効能
ビタミンE
アンチエイジング

いくら
一粒一粒にうまみが凝縮

すじこの卵巣膜を取り、卵の粒を一粒ずつ分離したもの。栄養素はすじことほとんど同じです。

栄養と効能
EPA
血液サラサラ

たらこ
老化予防や若返りに

すけとうだらの卵巣。高たんぱくで、ビタミンA・B群、D・E、亜鉛なども豊富に含みます。

栄養と効能
ビタミンA
粘膜を守る

からすみ
あぶるのもよい海のチーズ

ぼらの卵巣の塩漬けを天日で干したもの。日本では長崎産が有名。台湾の名産品でもあります。

栄養と効能
亜鉛
味覚障害改善

かずのこ
子孫繁栄の縁起物

にしんの卵巣の塩漬け。おせち料理によく使われます。たんぱく質も多くビタミンB群も含まれます。

栄養と効能
ビタミンB_{12}
神経障害の予防

プラス カラダに効く! 食べあわせ

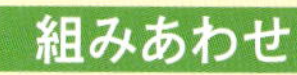
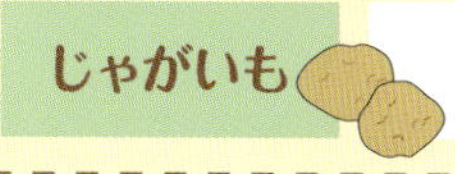
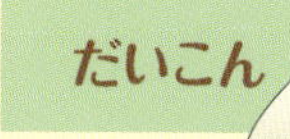

組みあわせ	効果	効く症状	おすすめメニュー
たらこ＋じゃがいも	ビタミンCをプラス	動脈硬化・心筋梗塞予防	バター入りたらこポテトサラダ／ミルク煮
いくら＋だいこん	ビタミンCと食物繊維をプラス	アンチエイジング	いくらとたこのだいこんなます／ドレッシング和え

さつまあげ
県名を冠にした元祖ご当地食品

魚のすり身を油で揚げたもの。発祥の地、鹿児島県薩摩地方では「つけ揚げ」と呼ばれます。たんぱく質、カルシウムが豊富に含まれています。

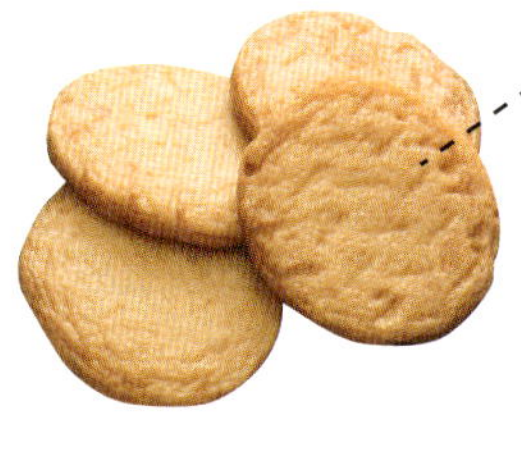

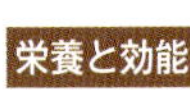

カルシウム
イライラ防止

かまぼこ
高たんぱく、低脂肪のヘルシー食品

白身魚をすり身にし、塩分などを加えて錬り、蒸したもの。水さらしという工程で魚の血液や脂肪を洗い流すため白くなり、低脂肪となります。

栄養と効能

低脂肪たんぱく質
肥満予防

つみれ
青魚の栄養をそのままに

青魚を骨ごとすり身にして、卵白などを入れて錬り、団子状にしてゆでたもの。EPAやDHAも豊富で、いわしやあじなどがよく用いられます。

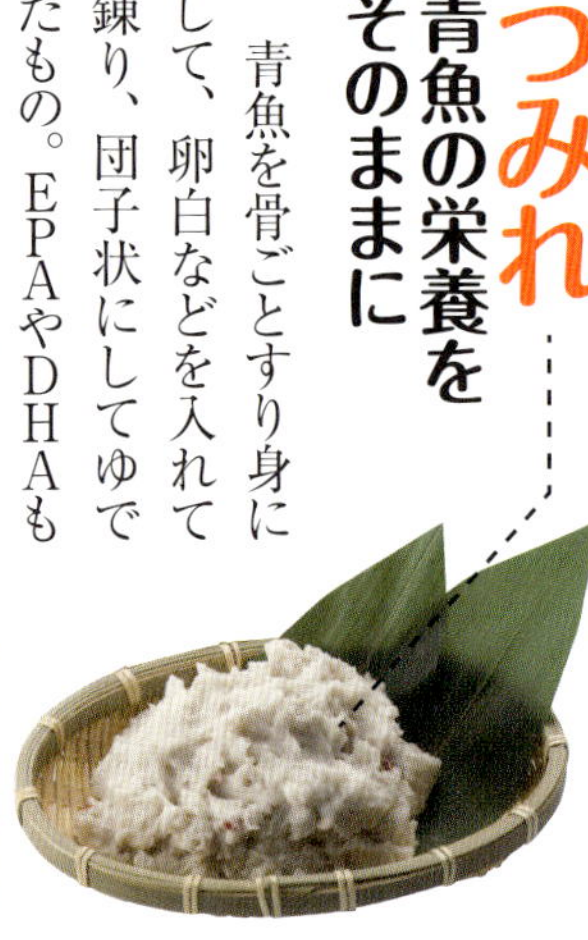

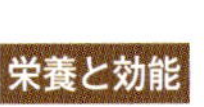

はんぺん
煮物や焼き物などいろいろな料理に

新鮮な白身魚のすり身にやまいもを加えて練り上げ、ゆでたもの。消化吸収に優れ、子どもやお年寄りにもおすすめのたんぱく源です。

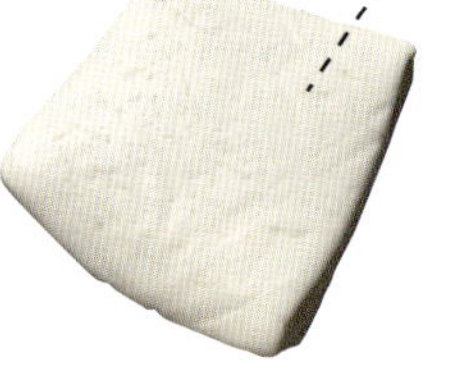

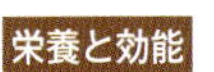

＋(プラス) カラダに効く！食べあわせ

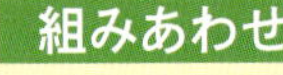

組みあわせ	効果	効く症状	おすすめメニュー
さつまあげ＋こまつ菜	たんぱく質にカルシウムをプラス	肌荒れ解消	こまつ菜とさつまあげの炒め物／煮浸し
はんぺん＋チーズ	各種ビタミン類をプラス	アンチエイジング	はんぺんのスライスチーズのせ／チーズはさみフライ

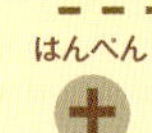

いちご

ビタミンCたっぷり美肌の強い味方

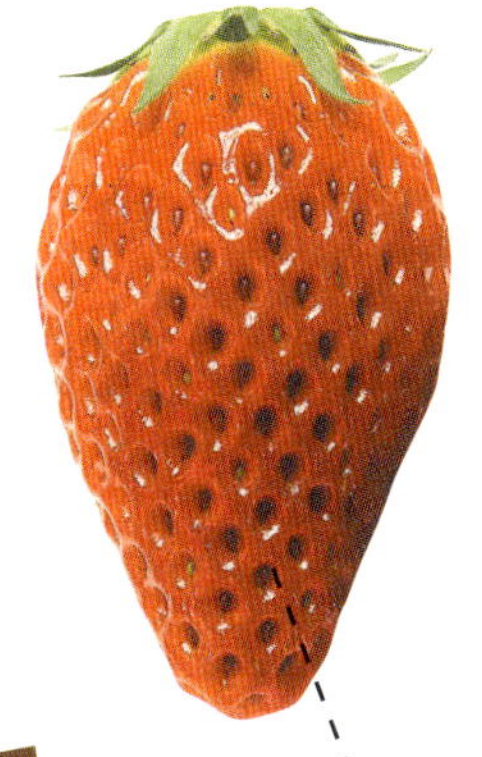

栄養と効能

ビタミンC	ペクチン	ポリフェノール
歯周病予防	整腸作用	抗酸化作用

DATA

原産地	南アメリカ
旬	12～6月
カロリー	34kcal／100g
保存	洗わずにラップに包み冷蔵庫へ

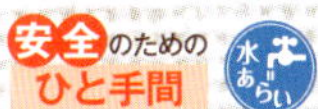
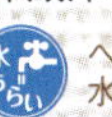
安全のためのひと手間　水あらい　ヘタを取らずに流水ですすぐ

選び方

・ヘタがみずみずしい
・色が鮮やかで傷がないもの
・つぶつぶがくっきりしている

5～6粒で一日分のビタミンCを摂取

　ビタミンCの宝庫といわれ、5～6粒食べれば一日のビタミンC摂取量が賄えるいちご。ビタミンCはコラーゲンの生成を促し、肌のハリを保ち、吹き出物やシミ・ソバカスなどのトラブルを防ぐのによいとされています。

　また、粘膜を強くし、健康に保つ働きもあるので、のどにウイルスが感染するのを防ぎ、かぜの予防にも効果的です。

　最近注目されているポリフェノールも豊富で、高い抗酸化作用が、老化やがんの予防にもつながると期待されています。

美味しくいただく栄養のコツ

ビタミンCの流出を防ぐには

ヘタを取ってから洗うと、ビタミンCが流出してしまいます。取らずにそのまま洗って食べましょう。

＋（プラス）カラダに効く！食べあわせ

組みあわせ	効果	効く症状	おすすめメニュー
＋ 牛乳	ビタミンCと良質たんぱく質が作用	美肌づくり・かぜ予防	いちごミルクがけ、いちごのシェイク
＋ ヨーグルト	腸内善玉菌を増やす	老化防止・コレステロール低下	いちごのヨーグルトがけ／ヨーグルトパフェ

メモ　食べきれずに余ったいちごは、冷凍しておきましょう。牛乳と一緒にミキサーにかければ、いちごスムージーのでき上がり。甘さが足りない時には練乳を入れるといいでしょう。

りんご 医者いらずの万能果物

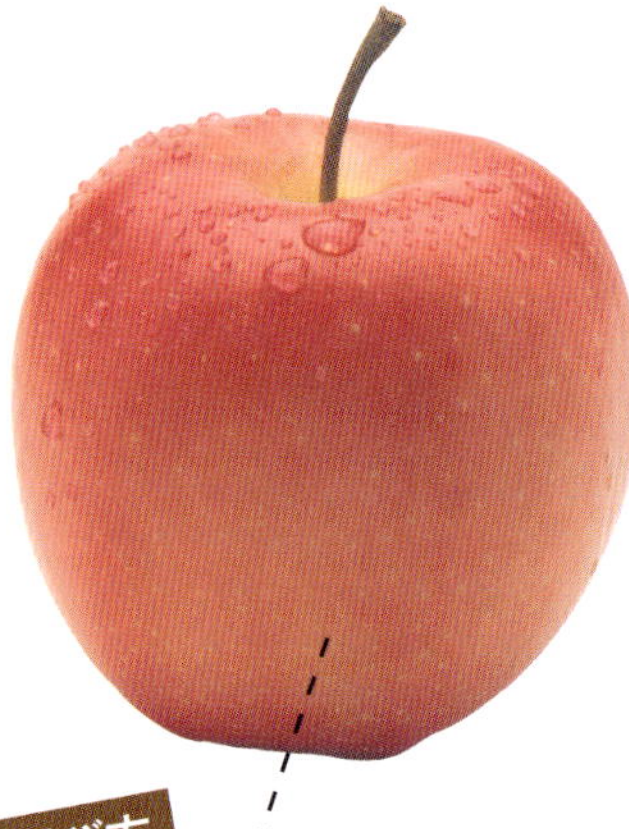

栄養と効能

食物繊維	リンゴ酸など	アントシアニン
便秘解消	疲労回復	動脈硬化予防

DATA

原産地	コーカサス地方
旬	9～11月
カロリー	54kcal／100g
保存	ビニール袋に入れて冷暗所に

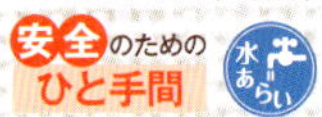

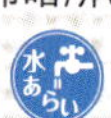

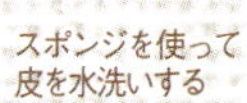

選び方

・色が濃いもの
・指で軽くたたくと締まった音のするもの

食物繊維とポリフェノールが豊富

戦後、品種改良がさかんに行われ、多くの種類が生まれています。

ヨーロッパでは「1日1個のりんごは医者を遠ざける」といわれるほど、栄養価の高い果物です。

独特の酸味はリンゴ酸によるもので、疲労回復効果があります。水溶性食物繊維のペクチンは胃酸のバランスを整え、消化を促進するだけでなく、アレルギー性疾患の予防にも有効だといわれています。また、ポリフェノールの一種アントシアニンも含まれていて、高血圧や動脈硬化の予防も期待できます。

美味しくいただく栄養のコツ

皮ごと食べれば効果増幅

皮や皮に近い部分にペクチンやアントシアニンが多く含まれています。きれいに皮をむいて食べるのが一般的ですが、皮ごと食べるのがおすすめです。

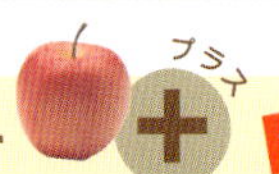

カラダに効く！食べあわせ

組みあわせ	効果	効く症状	おすすめメニュー
＋ 豚肉 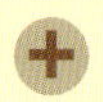	カリウムとたんぱく質が作用	高血圧予防	りんごと豚肉の炒め物、りんご入りポークカレー
＋ たまねぎ	血液をサラサラにする	動脈硬化の予防	りんごとたまねぎのチャツネ／ドレッシング

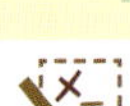

りんごは低カロリーの割にボリュームがあるので、食前に半分食べておくと満腹感が早く訪れ、ダイエット、糖質の摂りすぎ防止に効果的です。

バナナ
注目のパワー・フルーツ

栄養と効能

カリウム	食物繊維	糖質
高血圧予防	便秘解消	疲労回復

DATA

- 原産地　マレー半島
- 旬　1年中
- カロリー　86kcal／100g
- 保存　傷がつかないようにつるして常温保存するとよい

安全のためのひと手間　ヘタから1cm程度切る

選び方
・ヘタに傷がないもの
・皮の表面に黒い斑点の出ているもの

とても強い抗酸化力

エネルギーに変わるぶどう糖や果糖、ショ糖が豊富に含まれており、それぞれ吸収される速さが異なることで、エネルギーが長持ちするという特徴があります。

また、腸内のビフィズス菌を増やすオリゴ糖、整腸効果のある食物繊維のペクチンも含まれているので、便秘の改善にも有効です。

そのほかにも、抗酸化力が非常に強く、免疫力を高める効能も秘められているので、かぜや体力低下時には重宝します。

子どものおやつやスポーツする際のエネルギー補給にも最適なフルーツです。

美味しくいただく栄養のコツ

シュガースポットが出たら食べ頃

バナナの表面に出る黒い斑点（シュガースポット）は食べ頃の証。甘味が増すだけでなく、免疫力も高まる効果があります。

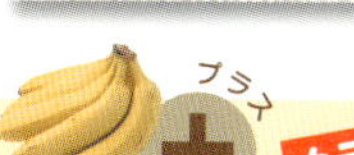

＋（プラス）カラダに効く！食べあわせ

組みあわせ	効果	効く症状	おすすめメニュー
＋豚肉	でんぷんとビタミン B_1 が作用	疲労回復	豚肉のバナナ巻き揚げ／子ども向けカレー
＋チョコレート	カリウムとポリフェノールが作用	動脈硬化の予防	バナナのチョコレートがけ／パウンドケーキ

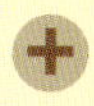

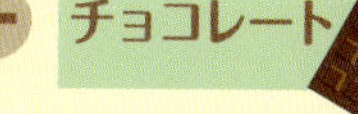

メモ　皮をむいて棒に刺し、冷凍すれば、そのままバナナアイスにもなりますし、冷凍することでポリフェノール量が増加します。

レモン ビタミンCの代名詞

栄養と効能

ビタミンC	クエン酸
かぜ予防	疲労回復

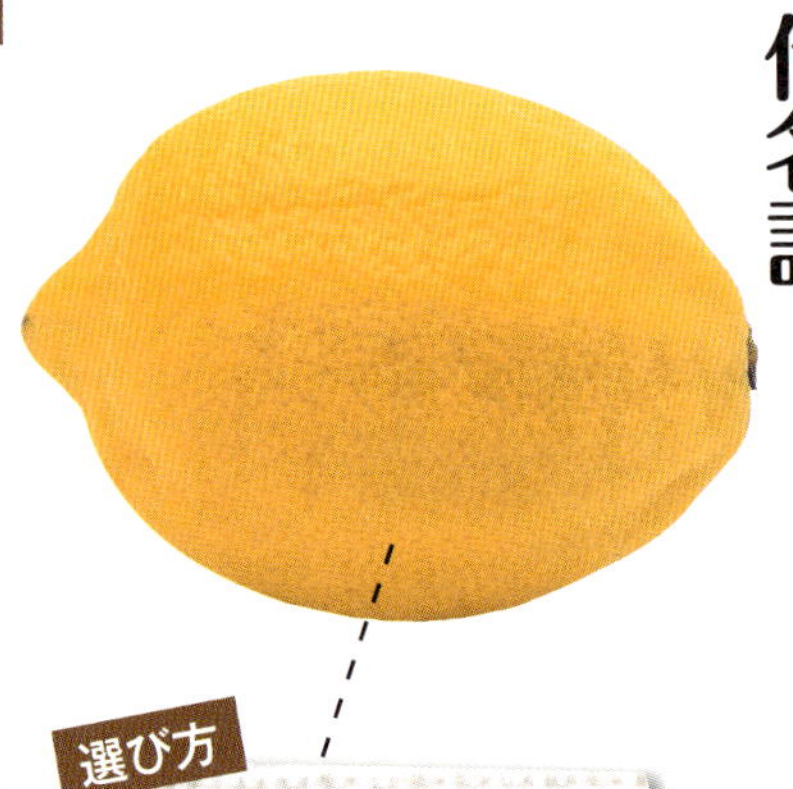

DATA

原産地	インド北部
旬	9～1月
カロリー	54kcal／100g
保存	ビニール袋に入れて、冷蔵庫へ

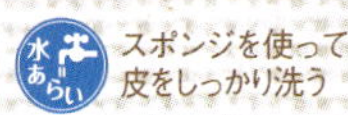

スポンジを使って皮をしっかり洗う

選び方

・皮にツヤとハリがある
・カビがないかチェック

酸味で頭すっきり 疲労回復効果も

ビタミンCの含有量は1個に約100㎎と、柑橘（かんきつ）類の中でもトップクラス。美肌効果やかぜ予防に効果的と古くから重宝されてきました。また、豊富に含まれているクエン酸には疲労回復の効果があるので、運動後に丸かじりというスポーツマンもいます。

ただ、一度に摂るのが難しいのも事実。薄切りにしたものをかじったり、香りづけで飲み物に加えるのもいいでしょう。レモン汁を料理に使えば無理せず効率的にビタミンCやクエン酸が摂れるので、ストレス予防にも期待できます。

美味しくいただく栄養のコツ

レモンで塩分を控えめに

料理のアクセントにレモン汁を使えば、塩分を控えめにできます。加熱料理は、食べる直前に果汁を入れ、ビタミンCの損失を防ぎましょう。

＋（プラス） カラダに効く！ 食べあわせ

組みあわせ	効果	効く症状	おすすめメニュー
＋ はちみつ	果糖とクエン酸が作用	疲労回復	ホットはちみつレモン、ハチミツとレモンのケーキ
＋ 鶏肉	たんぱく質にビタミンCをプラス	美肌効果	鶏肉ハンバーグのレモンバターソース

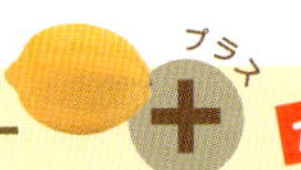

メモ　輸入物のレモンに使用されている農薬は、果肉まではほとんど浸透しませんが表皮には残っています。皮をよく洗い、皮をむけば安心です。紅茶に添えるレモンも皮をむくのがベターです。

アボカド
良質な資質を含む森のバター

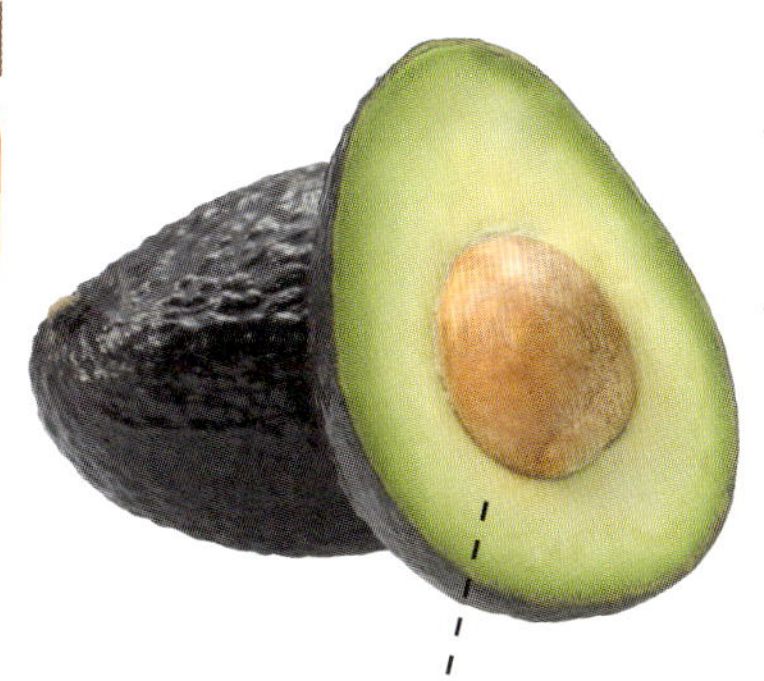

栄養と効能

カリウム	食物繊維	リノール酸・オレイン酸
高血圧予防	便秘解消	動脈硬化予防

DATA

- **原産地** 熱帯アメリカ
- **旬** 1年中
- **カロリー** 187kcal／100g
- **保存** 未熟のものは常温で、熟したものはビニール袋に入れ、冷蔵庫へ

安全のためのひと手間 皮をアルコールで拭く

選び方

- 皮が黒っぽいもの
- 軽く握った時、弾力があるもの

果物の中でトップクラスの栄養価

森のバターとも呼ばれ、体力低下が懸念される時にうってつけの果物です。全体の約2割を脂肪が占めますが、そのほとんどがリノール酸やオレイン酸、α-リノレン酸などの不飽和脂肪酸なので、コレステロールを低下させ、血液をサラサラにして動脈硬化予防に役立つといわれています。

また、ビタミンB_1・B_2・Eやカリウムやマグネシウム、アミノ酸も豊富に含まれているので、高血圧や脳梗塞（こうそく）の予防も期待できます。ただし、高カロリーなので、ダイエット中の方は避けたほうがいいでしょう。

美味しくいただく栄養のコツ

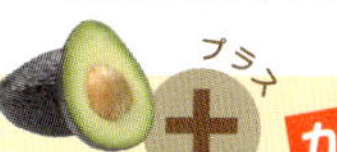

レモン汁で変色を防止

切ったまま放置しておくと変色してしまいます。それを防いでくれるのがレモン汁。変色を防げるだけでなく、動脈硬化予防の効果もプラスされます。

＋（プラス） カラダに効く！食べあわせ

組みあわせ	効果	効く症状	おすすめメニュー
＋ レモン	ビタミンEとビタミンCが作用	動脈硬化予防	アボカドのレモンじょうゆサラダ／サーモンとの和え物
＋ まぐろ	ビタミンと良質たんぱく質が作用	肝臓の働きの強化	まぐろとアボカドのユッケ、山かけ丼

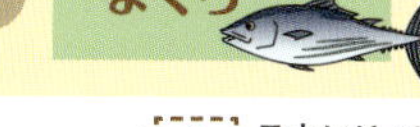

メモ 日本には100年ほど前に伝わったアボカドは、サラダやサンドイッチのみならず、巻きずしのネタからハンバーガー、スープ、グラタンなど使い勝手に優れています。

すいか 水分豊富な夏の風物詩

選び方
・ヘタにハリがある
・熟していて重いものを選ぶ

栄養と効能

カリウム	シトルリン
高血圧予防	動脈硬化予防

DATA

カロリー
37kcal／100g

保存
丸のままなら風通しのよい場所。切った場合は、切り口をラップに包んで冷蔵庫へ

安全のためのひと手間
皮を念入りに拭く

血管を若返らせる効果あり

涼を呼ぶ果物として人気のすいか。果肉に含まれているリコピンは、シミ・ソバカスの原因となるメラニンの生成を抑える働きがあります。

アミノ酸の一種であるカリウムは腎臓病の予防に、シトルリンは、血管を若返らせ、血流を促す作用があるといわれています。

プラス カラダに効く！食べあわせ

組みあわせ	効果	効く症状	おすすめメニュー
＋メロン	カリウムとビタミンCが作用	夏バテ予防	フルーツポンチ、すいかとメロンとミントのサラダ

メロン 甘い香りの果物の王様

選び方
・つるが細く枯れているもの
・皮の編み目がきれいなもの

栄養と効能

カリウム	食物繊維
高血圧予防	便秘解消

DATA

カロリー
42kcal／100g

保存
未熟なら常温で。切った場合は、ラップをかけ、冷蔵

安全のためのひと手間

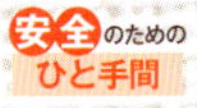

しっかり皮をむく

疲れを癒やしてくれる濃厚な甘さ

濃厚な甘みの成分である果糖やブドウ糖は吸収されやすく、すぐにエネルギーになるので、疲労回復に用いられたりします。

さらに豊富に含まれているカリウムは、余分なナトリウムを排泄する働きがあるので、高血圧を予防する効果が期待されます。

プラス カラダに効く！食べあわせ

組みあわせ	効果	効く症状	おすすめメニュー
＋ハム	過剰なナトリウムを排出	高血圧予防	生ハムメロン、メロンとハムのサンドウィッチ

なし さっぱりとした秋の味覚

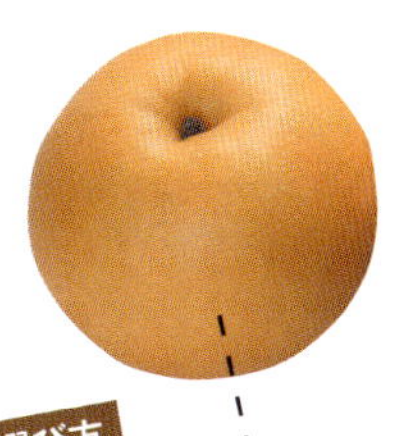

選び方
・ずっしり重量感がある
・表皮に傷みがない

独特の食感は食物繊維の証

独特のジューシーさと、爽やかな甘さはソルビトールによるもので、便秘の改善やのどの炎症を鎮める効果があります。

また、シャリシャリとした食感の理由は、リグニンやペントザンという食物繊維。便通の改善にも役立ちます。

栄養と効能

リンゴ酸など	ソルビトールなど
疲労回復	便秘解消

DATA

カロリー
43kcal／100g

保存
ビニール袋に入れ冷蔵庫へ

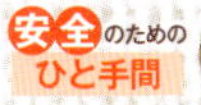

安全のためのひと手間

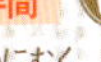

皮をむく

皮を厚めにむく

プラス カラダに効く！食べあわせ

組みあわせ	効果	効く症状	おすすめメニュー
＋ 柿	カリウムとビタミンＣが作用	夏バテ予防	なしと柿のサラダ、なしと柿とクルミのタルト

ぶどう 日本での栽培量が世界一の果物

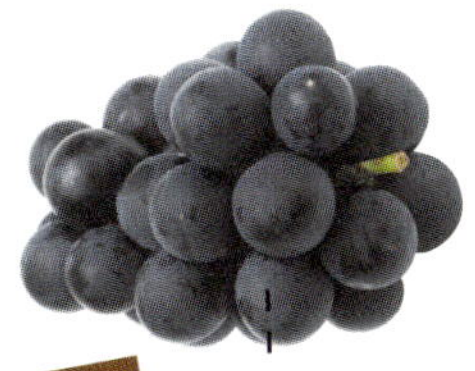

選び方
・すき間なく実がついているもの
・表面の白い粉が均等についているもの

皮に含まれる豊富な栄養素

ぶどうの皮に含まれているポリフェノールの一種であるアントシアニンやレスベラトールには視力低下や高血圧の予防、肝機能の調整などの効果が期待できる強い抗酸化力があるといわれています。しっかり洗って皮ごと食べれば効率よく栄養が摂取できます。

栄養と効能

果糖など	アントシアニン
疲労回復	視力低下抑制

DATA

カロリー
59kcal／100g

保存
ビニール袋に入れて冷蔵。皮のままであれば冷凍も可

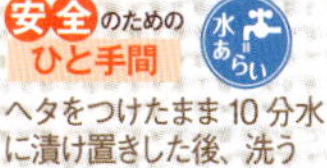

安全のためのひと手間

水あらい

ヘタをつけたまま10分水に漬け置きした後、洗う

プラス カラダに効く！食べあわせ

組みあわせ	効果	効く症状	おすすめメニュー
＋ レモン	アントシアニンとビタミンＣが作用	肌荒れ解消	ぶどう酢のレモンサワー、ぶどうとレモンのゼリー

みかん
小粒に秘めた豊富な栄養素

ビタミンの宝庫

日本を代表する柑橘類といえば、みかん。その種類も豊富にあります。

オレンジ色の色素は強力な抗酸化物質で発がん抑制効果のあるクリプトキサンチンも多く含まれ、うす皮の袋やスジには、食物繊維やがん予防に効果のあるヘスペリジンも含まれています。

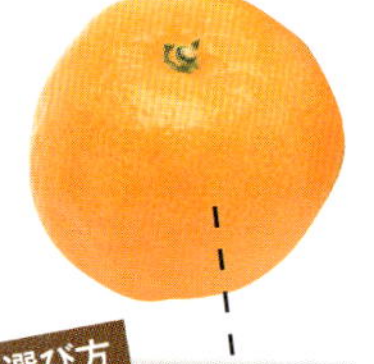

選び方
・ヘタの緑がきれいなもの
・形がよくて重みがあるもの

栄養と効能

クリプトキサンチン	ビタミンC
抗がん作用	かぜ予防

DATA

カロリー
46kcal／100g

保存
冷暗所に置いておく

安全のためのひと手間
皮をアルコールで拭く

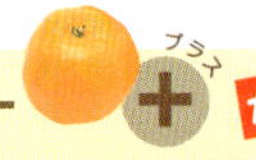

プラス カラダに効く！食べあわせ

組みあわせ	効果	効く症状	おすすめメニュー
＋ かも肉	ビタミンAとビタミンCが作用	かぜの予防	かもローストのみかんソース添え

グレープフルーツ
香りが爽やか

ほろ苦さと甘味の絶妙なバランス

サラダなどの具にもよく、搾り汁をドレッシングに和えても深みのある味わいになります。カリウムが豊富なので高血圧予防やむくみの解消に、さらにビタミンCもたっぷりなのでかぜ予防にも効果的です。ほかの果物に比べ、糖類が少ないのでダイエット中の方にもおすすめです。

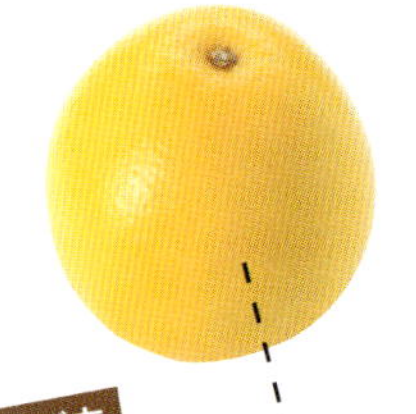

選び方
・形がよく、ずっしりと重いもの
・表面にハリがある

栄養と効能

カリウム	クエン酸
高血圧予防	疲労回復

DATA

カロリー
38kcal／100g

保存
ビニール袋に入れて冷蔵。短期間であれば常温でも可

安全のためのひと手間
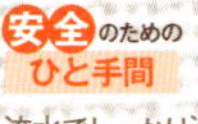

流水でしっかり洗う

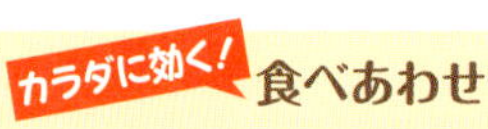

プラス カラダに効く！食べあわせ

組みあわせ	効果	効く症状	おすすめメニュー
＋ りんご	アントシアニンとビタミンCが作用	肌荒れ解消	グレープフルーツとりんごとチーズのサラダ

柿
日本を代表する果物

選び方
・表皮にハリとツヤがある
・色が濃い

栄養と効能

アルコールデヒドロゲナーゼ	シブオール
二日酔い解消	高血圧予防

DATA

カロリー
60kcal／100g

保存
ビニール袋に入れて冷蔵庫へ

安全のためのひと手間
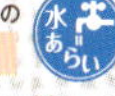

流水でしっかり洗う

タンニンが二日酔いに効く

コラーゲンの生成を促すビタミンCやβ-カロテンが豊富で、美肌効果が期待できます。独特の渋味は、タンニンの一種シブオールによるもので、血圧降下作用があり、さらにアルコールデヒドロゲナーゼというアルコールを分解する酵素も含むので、二日酔いの解消に効果的です。

プラス カラダに効く！食べあわせ

組みあわせ	効果	効く症状	おすすめメニュー
＋じゃがいも	タンニンとビタミンCが作用	動脈硬化予防	柿入りフルーツカレー／ポテトサラダ

もも
とろける果肉に果汁たっぷり

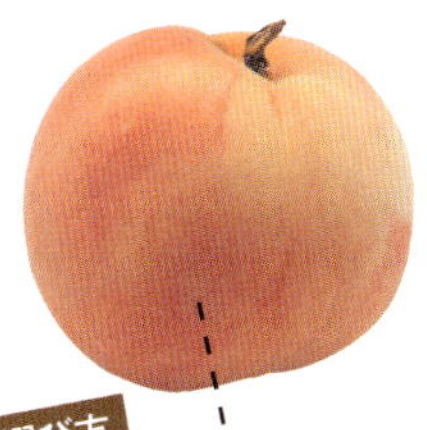

選び方
・傷がないもの
・うぶ毛がきれいに生えているもの

栄養と効能

食物繊維	クエン酸
便秘解消	疲労回復

DATA

カロリー
40kcal／100g

保存
熟していないものは常温で、それ以外は冷蔵庫へ

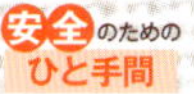
安全のためのひと手間
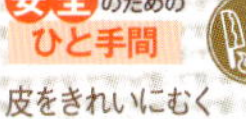

皮をきれいにむく

ジューシーな甘味が夏バテに効果的

リンゴ酸とクエン酸を多く含むため、病気の見舞品として多く用いられます。疲労感を覚えた時や夏バテ時にいただくと食欲を促し、体調を改善してくれます。また、整腸作用があることで知られる食物繊維のペクチンは便秘だけでなく、肌荒れ改善にもつながると人気です。

プラス カラダに効く！食べあわせ

組みあわせ	効果	効く症状	おすすめメニュー
＋アロエ	酸味が健胃促進	食欲増進	ももとアロエのゼリー／フルーツヨーグルト

キウイフルーツ

女性にうれしい美肌果物

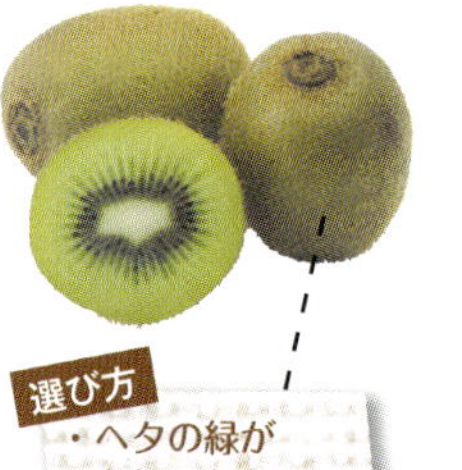

選び方
- ヘタの緑がきれいなもの
- 形がよくて重みがあるもの

栄養と効能

ビタミンC	食物繊維
肌荒れ解消	便秘解消

ビタミンCで美肌づくり

ニュージーランドの国鳥キウイに似ていることから、この名前がつけられた果物。ビタミンCが豊富で、美肌づくりや疲労回復、かぜ予防の効果が期待できます。

また、たんぱく質を分解するアクチニジンが消化を助けて、便秘解消に役立ちます。

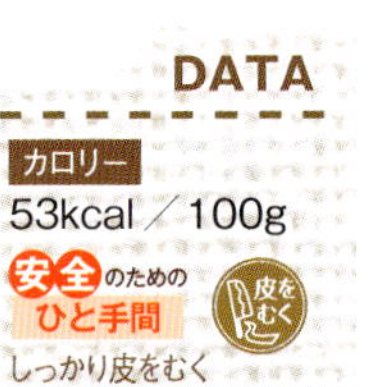

DATA

カロリー
53kcal／100g

安全のためのひと手間
しっかり皮をむく

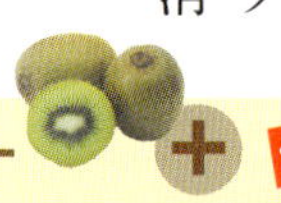

＋カラダに効く！食べあわせ

組みあわせ	効果	効く症状	おすすめメニュー
＋豚肉	アクチニジンが消化を助ける	疲労回復	豚肉炒めおろしキウイ添え、ゆで豚キウイポン酢

パイナップル

甘酸っぱい南国の定番果実

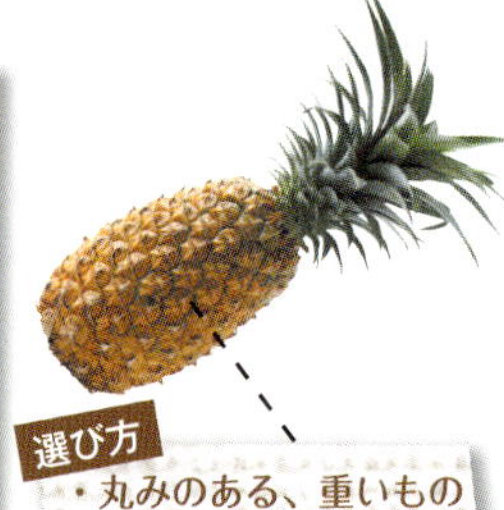

選び方
- 丸みのある、重いもの
- カットパインは、果汁が出ていないもの

栄養と効能

ビタミンB_1	ブロメリン
疲労回復	消化促進

クエン酸が胃腸を整え消化を助ける

独特の酸味の基であるクエン酸には、胃液の分泌を促して消化を助ける働きがあります。たんぱく質を分解するブロメリンも豊富に含まれており、整腸効果も期待できます。

さらに、ビタミンB_1には、疲労回復効果があるので、夏バテにはうってつけです。

DATA

カロリー
51kcal／100g

安全のためのひと手間
下部を2cmほど切る

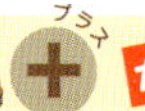

＋（プラス）カラダに効く！食べあわせ

組みあわせ	効果	効く症状	おすすめメニュー
＋豚肉	ブロメリンが消化を助ける	夏バテ予防	酢豚、パイナップル入り豚の角煮

ブルーベリー
青紫色に秘めた抗酸化作用

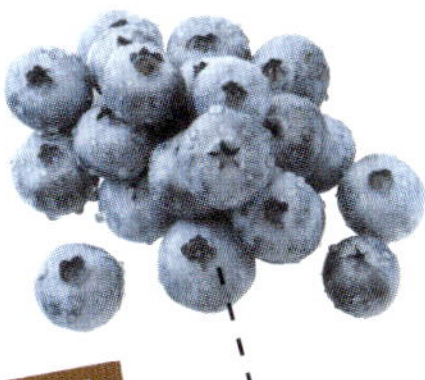

選び方
・色が濃く、表面に均一に白い粉（ブルーム）ついている

目にいい成分アントシアニン

実の濃い青色はアントシアニンによるもの。この成分が視力の低下を防ぎ、目の機能を高めるだけでなく、活性酸素を取り除く抗酸化作用も認められており、生活習慣病の予防になると期待されています。傷むのは早いですが、ジャムやシロップ漬けにすれば長期保存も可能です。

栄養と効能

アントシアニン	アントシアニン
眼精疲労緩和	生活習慣病予防

DATA

カロリー
49kcal／100g

安全のためのひと手間　水あらい
流水でしっかり洗う

＋（プラス）カラダに効く！食べあわせ

組みあわせ	効果	効く症状	おすすめメニュー
＋ヨーグルト	アントシアニンとたんぱく質が作用	肌荒れ解消	ブルーベリーとヨーグルトのスコーン

プルーン
食物繊維や鉄が豊富

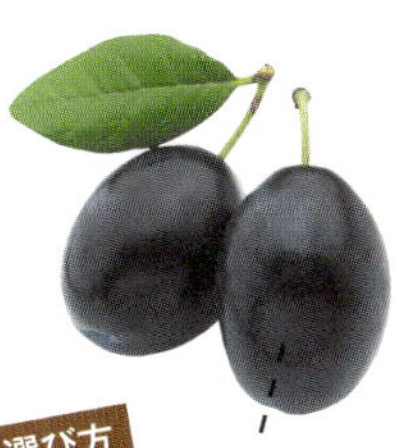

選び方
・皮の色が均一のもの
・ハリと弾力があるもの

鉄が貧血予防や美肌づくりに役立つ

生のものはミネラルを豊富に含むため、健康な体づくりに役立ちます。また、乾燥したものは、鉄やβ－カロチンが濃縮されるので、貧血予防や美肌づくりに効果があると人気を博しています。特に、ドライプルーンは、保存食としても注目されています。

栄養と効能

カリウム	鉄
高血圧予防	貧血予防

DATA

カロリー
49kcal／100g

保存
熟していないものは常温で、それ以外は冷蔵庫へ

安全のためのひと手間　皮をむく
皮をきれいにむく

＋（プラス）カラダに効く！食べあわせ

組みあわせ	効果	効く症状	おすすめメニュー
＋いちご	ビタミンCが鉄の吸収を助ける	貧血予防	いちごとプルーンのタルト／カクテル

いちじく

語り継がれる便秘の切り札

選び方
- ヘタの緑がきれいなもの
- 形がよくて重みがあるもの

栄養と効能

食物繊維	アントシアニン
便秘解消	動脈硬化予防

DATA

カロリー
54kcal／100g

保存
すぐに食べない場合はジャムやコンポートに

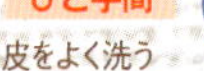

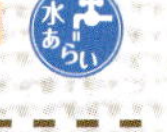

皮をよく洗う

食物繊維がお腹を整える

ペクチンなどの食物繊維が豊富に含まれているうえに、たんぱく質を分解するフィシンが消化を助けるため、便秘解消の特効薬として古くから用いられてきました。

また、果肉の赤色はアントシアニンによるもので、動脈硬化の予防に役立ちます。

＋ カラダに効く！食べあわせ

組みあわせ	効果	効く症状	おすすめメニュー
＋ 鶏肉	カリウムとたんぱく質が作用	高血圧予防	鶏肉といちじくの赤ワイン煮／いちじくソースがけ

あんず

だいだい色の甘酸っぱい果実

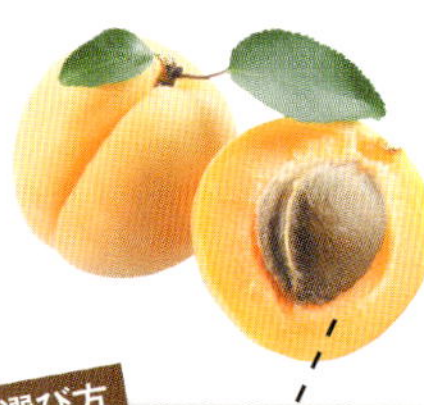

選び方
- 丸みがあり、見が締まっているもの
- 皮全体がきれいなだいだい色のもの

栄養と効能

β-カロテン	リンゴ酸
肌荒れ解消	疲労回復

DATA

カロリー
36kcal／100g

保存
ビニール袋に入れて冷蔵庫へ

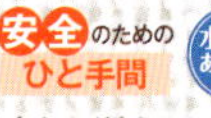

皮をよく洗う

β-カロテンで肌荒れ解消

肌荒れ解消に役立つβ-カロテンが豊富に含まれることで知られています。特有の甘酸っぱさはリンゴ酸やクエン酸によるもので、疲労回復の効果が期待できますし、アミノ酸の一種であるギャバも含まれているので、ストレス解消にも効果があるといわれています。

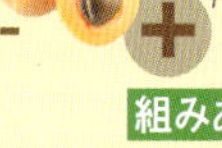

＋ カラダに効く！食べあわせ

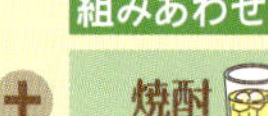

組みあわせ	効果	効く症状	おすすめメニュー
＋ 焼酎	β-カロテンとアルコールが作用	冷え性改善	あんず酒／ソーダ割り／レモン割り

かりん

芳醇な香りが魅力的

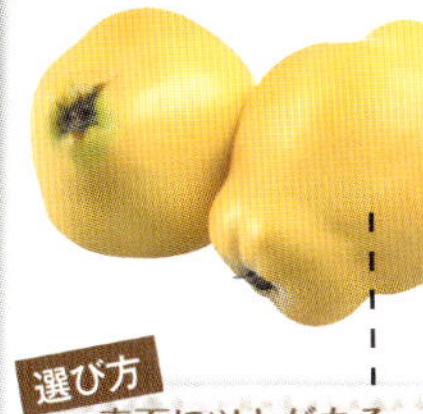

選び方
・表面にツヤがある
・うぶ毛が生えそろっている

栄養と効能

リンゴ酸	タンニン
疲労回復	動脈硬化予防

DATA

カロリー
68kcal／100g

保存
すぐに食べない時は砂糖漬けなどに加工

安全のためのひと手間 水あらい
皮をよく洗う

中国伝来のせきを鎮める効果

古くから自家製で作られてきた、せき止めの飴などで知られるように、のどを癒やす効果のあるアミグダリンのほか、リンゴ酸やクエン酸も含まれ、疲労回復効果も期待されます。酸味と渋味が強く、生のままでは食べられないので、ジャムやかりん酒にするのが一般的です。

＋（プラス） カラダに効く！食べあわせ

組みあわせ	効果	効く症状	おすすめメニュー
＋ 黒砂糖	リンゴ酸とカリウムが作用	疲労回復	かりんの砂糖漬け、黒糖かりんジャム

梅

クエン酸が疲労を回復

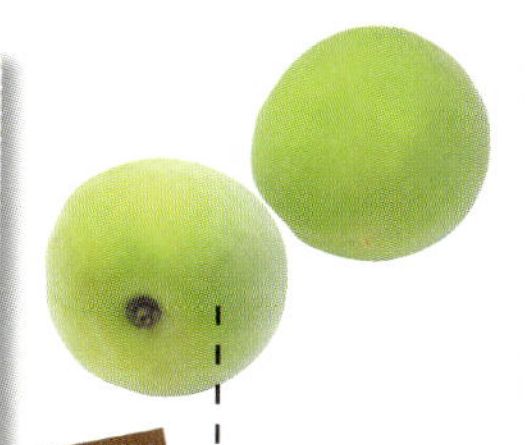

選び方
・虫食いや傷がないもの
・鮮やかな緑色のもの

栄養と効能

クエン酸	食物繊維
疲労回復	便通改善

DATA

カロリー
28kcal／100g

保存
すぐに加工しない場合は冷暗所に

安全のためのひと手間 水あらい
スポンジでよく洗う

クエン酸で胃腸を活性化

梅は梅干しとして昔から日本の食卓に登場し、お弁当の定番でもあります。胃腸の働きを活発にして食欲を促し、疲労回復の効果や病中病後、さらに二日酔い時にはうってつけです。生の青梅は毒性があるので、生食はしません。熟をジャムにしたり、梅干しにしたり、甘煮にします。

＋（プラス） カラダに効く！食べあわせ

組みあわせ	効果	効く症状	おすすめメニュー
＋ いか	クエン酸とたんぱく質が作用	疲労回復	梅肉といかの巻き寿司、いかとトマトの梅マリネ

さくらんぼ

甘酸っぱい初夏の果実

選び方
・ツヤがあるものを選ぶ
・色が鮮やかなもの

栄養と効能

カリウム	ビタミンC
高血圧予防	美肌効果

ほどよい酸味が疲労回復に効果的

さくらんぼはその名が示すとおり、日本の花、桜の果実です。クエン酸やリンゴ酸、ブドウ糖や果糖が含まれ、疲労回復に効果があると人気です。

ピンクの色素はアントシアニンという成分で、眼の健康を保ち、体をサビつかせる活性酸素を抑えます。

DATA

カロリー
60kcal／100g

保存
ビニール袋に入れ冷蔵庫へ

安全のためのひと手間

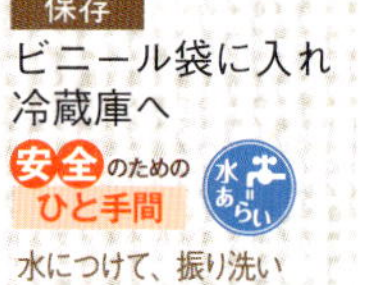

水につけて、振り洗い

カラダに効く！食べあわせ

組みあわせ	効果	効く症状	おすすめメニュー
＋ヨーグルト	カリウムにたんぱく質をプラス	動脈硬化防止	ヨーグルトのさくらんぼのせ

マンゴー

完熟した実は太陽の恵みいっぱい

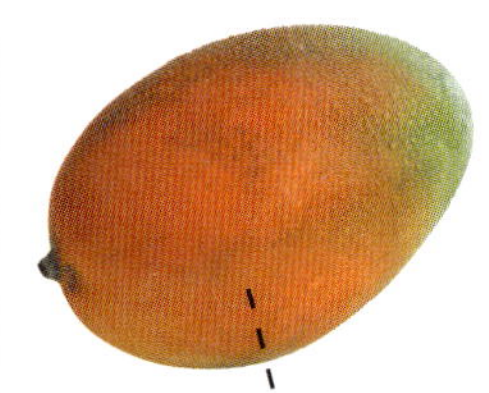

選び方
・傷がないものを選ぶ
・皮にツヤのあるもの

栄養と効能

β-カロチン	ビタミンC
免疫力強化	肌荒れ解消

濃厚な甘さにβ-カロチンたっぷり

マンゴーには、赤いメキシカンマンゴーと黄色いフィリピンマンゴーの2種類があります。日本では、宮崎、沖縄、鹿児島産の高級メキシカンマンゴーが有名です。

完熟すると、カロチンやビタミンC、葉酸やカリウムを含み、美肌や貧血予防に役立つとされています。

DATA

カロリー
64kcal／100g

保存
追熟は常温、完熟したら冷蔵庫へ

安全のためのひと手間

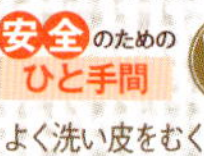

よく洗い皮をむく

カラダに効く！食べあわせ

組みあわせ	効果	効く症状	おすすめメニュー
＋豚肉	カリウムにビタミンB_1を補強	夏バテ防止	ポークソテーのトロピカルソースがけ

緑茶

カテキンに強力な殺菌力

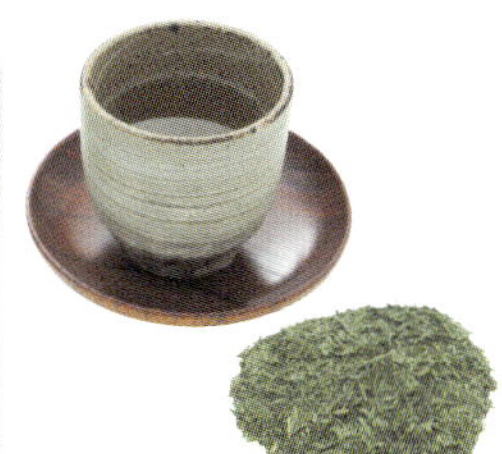

よく飲まれるのは「煎茶」。そのほか「茎茶」「玉露」「抹茶」「番茶」「ほうじ茶」などがある。

さまざまな効能を持つ日本の伝統的飲み物

緑茶に含まれるカテキンは、強い殺菌力で知られますが、コレステロールを低下させる、血圧上昇を抑える、口臭予防などの優れた効果もあります。

さらに、ビタミンCやE、カロチン、覚醒作用のあるカフェインや生活習慣病によいフラボノイドも含まれています。

栄養と効能

カテキン	ビタミンC
殺菌作用	美肌効果

DATA

カロリー
2kcal／100g（抽出液）

保存
遮光性の密封容器で保存

安全のためのひと手間
茶こしに入れた茶葉に湯をかけ、すぐ湯を捨てる

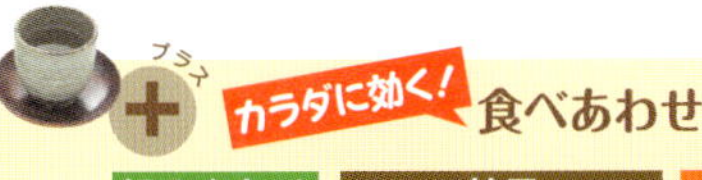

＋（プラス）カラダに効く！食べあわせ

組みあわせ	効果	効く症状	おすすめメニュー
＋食事・酒の席	カテキン、カフェイン、ビタミンCが作用	血糖コントロール 二日酔い	食後やお酒のあとに緑茶を飲む

紅茶

赤い色素は緑茶以上の抗菌作用

主な産地は、インドのダージリン、アッサム、中国のキーモン、スリランカなどがある。

芳醇な香りが魅力の世界で愛される飲み物

テアフラビンという名の赤い色素が、緑茶以上に抗菌作用をもたらすといわれる紅茶。その色は製造過程で茶葉を醱酵させることにより生まれます。

成分は緑茶とほとんど同じで、効用も同様です。ただし、醱酵によりビタミンCはほとんど失われます。

栄養と効能

テアフラビン
抗菌作用

DATA

カロリー
1kcal／100g（抽出液）

保存
遮光性の密封容器で保存

安全のためのひと手間
ポットに入れた茶葉に湯をかけ、すぐ湯を捨てる

＋（プラス）カラダに効く！食べあわせ

組みあわせ	効果	効く症状	おすすめメニュー
＋しょうが	殺菌作用がアップ	インフルエンザ予防	ジンジャーティー・しょうが紅茶クッキー

コーヒー

カフェインが集中力を高める

古くは薬として珍重されていた飲み物

コーヒーは多種多様な効能があり、カフェインは中枢神経に働きかけ、気分を高揚させて、脳の働きを高めます。濃いコーヒーには気管支を拡張させる作用があり、喘息(ぜんそく)発作の症状を和らげるといわれます。

そのほか、抗酸化作用のあるポリフェノールも注目されています。

挽いたコーヒーは風味が早く薄れるので、豆のまま購入して、飲む直前に挽いて使うといい。

栄養と効能

カフェイン	カフェイン
集中力を高める	気分の高揚

DATA

カロリー
4kcal/100g
(抽出液)

保存
豆や粉は光が遮断できる密閉容器に入れる

+ カラダに効く! 食べあわせ

組みあわせ	効果	効く症状	おすすめメニュー
+ チーズケーキ	カルシウムとたんぱく質、糖質をプラス	気分のリフレッシュ	コーヒータイムにチーズケーキを添えて

ココア

カカオの成分に豊富な健康効果

幸福感にひたれるフェニールエチアミンを含有

原料は、アメリカ原産のカカオの実。ビタミンB_6・B_{12}、銅、鉄、カルシウム、カリウムなど、ビタミンやミネラルを多く、ポリフェノールも含有する、健康によい飲み物です。ビタミンB群は活力を生み出し、ヘモグロビンの形成に欠かせない銅は、鉄とともに貧血を予防します。

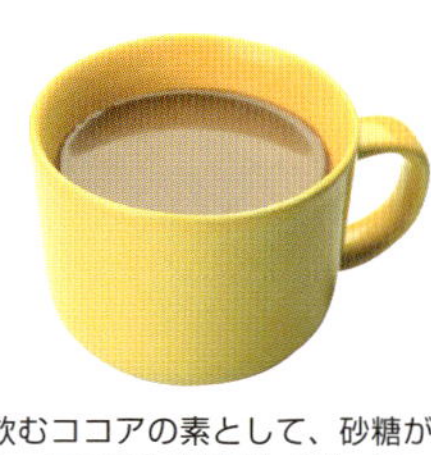

飲むココアの素として、砂糖が入っていない粉末は「ピュアーココア」「純ココア」、あらかじめ砂糖、乳製品を加えてあるものは「調製ココア」という。

栄養と効能

フェニルエチアミン	ポリフェノール
幸福感 抗うつ作用	動脈硬化予防

DATA

カロリー
271kcal/100g
(ピュアココア)

保存
密閉して湿気を避け、常温保存

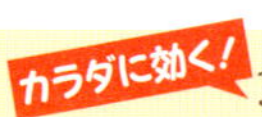

食べあわせ

組みあわせ	効果	効く症状	おすすめメニュー
+ マシュマロ	脳のエネルギーになる糖分をプラス	リラックス効果	マシュマロココア(ココアにマシュマロを浮かべる)

赤ワイン

抗酸化作用のポリフェノール

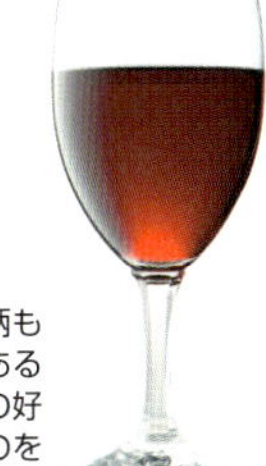

生産地や銘柄も多種多様にあるので、自分の好みにあうものを選ぶこと。

栄養と効能

ポリフェノール	ポリフェノール
動脈硬化予防	心臓病予防

DATA

カロリー
73kcal／100g
(赤ワイン)

保存
温度変化のあまりない地下室、床下で保存

人類史上最も古い薬のひとつ

古代ギリシャでは、傷口の消毒薬、食欲増進剤として用いられました。近年は、ぶどうの皮に含まれるポリフェノール類が注目され、活性酸素による細胞の酸化を防ぎ、がんの予防に効果的といわれています。

また、善玉コレステロール値を高め、動脈硬化予防にも役立ちます。

＋（プラス）カラダに効く！食べあわせ

組みあわせ	効果	効く症状	おすすめメニュー
＋チーズ	良質たんぱく質や各種ビタミンをプラス	老化防止	ワインのおつまみにチーズを添えて

はちみつ

若さを保つ不老長寿食

「れんげ」や「アカシア」など、花の種類により、数多くのはちみつがあります。一切の加工処理を行わず栄養価の高い「純粋はちみつ」を選ぶこと。

栄養と効能

果糖・ブドウ糖	オリゴ糖
疲労回復	腸内環境を整える

DATA

カロリー
294kcal／100g

保存
密封容器に入れて涼しい場所に保管

古代には、不老長寿の神聖な食べ物として珍重

はちみつは、ミツバチが花から集めてきた甘いみつです。主成分の果糖とブドウ糖は、すぐに消化吸収してエネルギー化し、疲労を速やかに回復させます。オリゴ糖が腸内の善玉菌を増やし、整腸作用もあります。

鉄や葉酸、ビタミンC・B群、Kも多く、美肌効果も抜群です。

＋（プラス）カラダに効く！食べあわせ

組みあわせ	効果	効く症状	おすすめメニュー
＋豚肉	糖分の分解を助けるビタミンB群をプラス	疲労回復	はちみつ黒酢入り酢豚、はちみつしょうが焼き

オリーブオイル

オレイン酸が効果大

オリーブの果肉のみ使った一番絞りのバージンオイルは栄養がそのまま搾り出されている。オレイン酸を一番含むのは、「エクストラバージンオイル」。

栄養と効能

オレイン酸	ビタミンE
動脈硬化・心臓病予防	美肌効果

DATA

カロリー
921kcal／100g

保存
密封して冷暗所で保存

安全のためのひと手間
酸化防止に紫外線に当てない

地中海料理に欠かせないヘルシーなオイル

善玉コレステロールを減らさず、悪玉コレステロールだけを減らす優れた脂肪酸オレイン酸を多く含み、動脈硬化予防に効果的。β-カロチンやポリフェノールも含まれ、がん予防にもよいといわれます。ビタミンEが抗酸化作用を発揮し、加熱しても酸化されにくいのが特性です。

プラス カラダに効く！食べあわせ

組みあわせ	効果	効く症状	おすすめメニュー
＋チーズ	良質たんぱく質や各種ビタミンをプラス	老化防止	バゲットのトマトチーズ焼き／チーズクリームパスタ

ごま油

ゴマリグナンに高い抗酸化作用

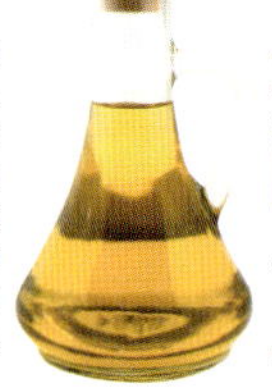

黄金色と透明のものがあるが、色の違いは、ごまを焙煎しているかどうかの違い。ごま油特有の香ばしい香りは焙煎することで生まれる。

栄養と効能

ゴマリグナン	ゴマリグナン
シミ・シワの防止	老化防止

DATA

カロリー
921kcal／100g

保存
密封して冷暗所で保存

安全のためのひと手間
酸化防止に紫外線に当てない

美肌効果もあるアンチエイジングオイル

セサミノールやセサミンなど、強力な抗酸化作用を持つゴマリグナンが豊富に含まれています。肝臓の機能を強化するだけでなく、アルコールの分解を促進する働きもあるので二日酔い予防、さらに最近では、動脈硬化など生活習慣病の予防にもなると注目されています。

プラス カラダに効く！食べあわせ

組みあわせ	効果	効く症状	おすすめメニュー
＋さつまいも	食物繊維とビタミンCをプラス	がん予防	大学いも、ごま油入りさつまいもご飯